手绘孕妈咪笔记

我的幸福大肚生活

周训华/编著　　金版文化/绘图

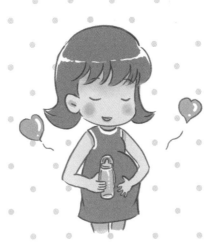

上海科学技术出版社

图书在版编目（ＣＩＰ）数据

手绘孕妈咪笔记：我的幸福大肚生活 / 周训华编著；
金版文化绘图 . — 上海：上海科学技术出版社，2017.7
ISBN 978-7-5478-3466-4

Ⅰ．①手… Ⅱ．①周… ②金… Ⅲ．①孕妇－妇幼保
健－基本知识 Ⅳ．① R715.3

中国版本图书馆 CIP 数据核字（2017）第 034053 号

内容提要

从怀孕到分娩全过程，其中的欣喜、感动、焦虑、担忧、甜蜜和幸福，是很多准妈咪们正在共同经历的。这本手绘孕妈咪笔记，犹如最好的朋友，用幽默的文字和生动的漫画讲述孕产过程中有趣的故事，让准妈咪们能够在轻松愉快的阅读体验中放松心情，同时学到孕产相关知识，轻松度过人生中最重要的一段时光。

手绘孕妈咪笔记：我的幸福大肚生活

周训华 编著　　　金版文化 绘图

上海世纪出版股份有限公司　　出版
上海科学技术出版社
（上海钦州南路71号　邮政编码 200235）
上海世纪出版股份有限公司发行中心发行
200001　上海福建中路193号　www.ewen.co
上海书刊印刷有限公司印刷
开　本：787×1092　1 / 16　印　张：12
字　数：180千
2017年7月第1版　2017年7月第1次印刷
ISBN　978-7-5478-3466-4/R • 1325
定　价：38.00元

....

有一种幸福叫"怀孕"

当你得知怀孕的那一刻，是否有种说不清的感觉悄然溢满了整个身心？那种如潮水般涌来的感受，无论多久后想起，也总能令你备感激动和温暖，那就是幸福的感觉。

十月怀胎，是一个女人的平常经历，也是她一生中最为宝贵的财富。你可以用感性的文字，或是美好的图片将其记录下来，因为这不仅仅是一个新生命的孕育过程，更是一个对生育知识懵懂无知的少女真正成长为一位母亲的过程。

在这个过程中，你或许会有紧张，有疑虑，有恐惧，但更多的肯定是喜悦，是甜蜜，是期待。第一次早孕反应，吐得翻天覆地；第一次产检，各种各样的麻烦事儿；第一次做B超，看到孕囊中胎芽健康发育；第一次胎动，既惊奇又感动；第一次给宝宝起小名，翻阅各种古籍美文；第一次宫缩，那是种甜蜜的疼痛……

许许多多的"第一次"，凑成了无数个饱含辛苦与幸福的奇遇。可人生本就需要"奇遇"，不是吗？

这是一本记录从怀孕到分娩全过程的孕产漫画笔记，诙谐幽默的文字，萌萌可爱的漫画，让准妈咪们在轻松的阅读中，了解孕产相关知识。希望一个个生动有趣的孕产故事，能缓解准妈咪们的孕期焦虑，成为准妈妈们爆笑、快乐阅读、不忍放手的孕期科普书。

目录

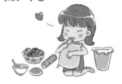
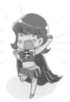

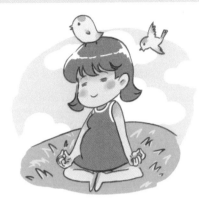

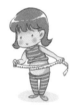
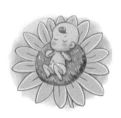

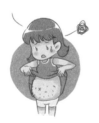

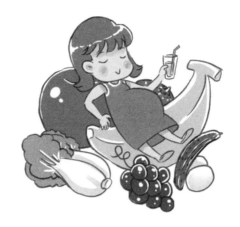

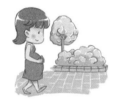

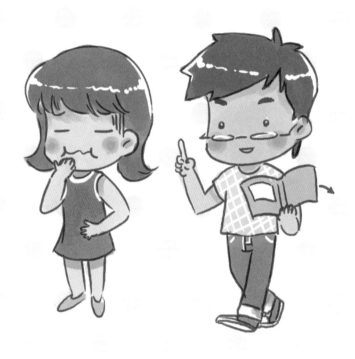

Chapter 01

孕1月，幸福突然降临

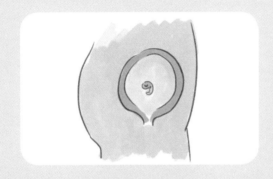

我发现我创造了一个人——
为这星球上最为复杂且聪明的种群
增添了一名新成员。
那种幸福突然降临的感觉，
我肯定会终生难忘，
虽然现在，
我还没有什么特别真切的感受。

终于等到传说中的"两条杠"

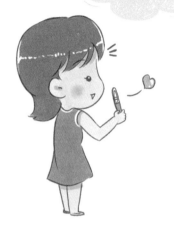

今天早上起来，我像前几日一样拿出验孕棒来测试，却在不经意间看到了传说中的"两条杠"！这是我和老公备孕半年的成果，更是我们期待已久的事情。那一刻，我们激动不已！

"两条杠"指的是验孕试纸或者验孕棒上显现出的验孕结果之一。如果验孕后出现两条色带（阳性），则表示可能怀孕了；如果出现一深一浅两条色带（弱阳性），也要考虑怀孕的可能性。

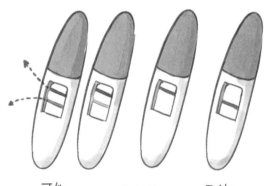

控制线（C）

反应线（T）

可能怀孕　　　未怀孕　　　无效

宝宝真的在我肚子里了吗

对于大部分的准妈妈来说，怀孕第一个月的早孕反应并不是很强烈，甚至完全表现不出来。而另一类准妈妈的早孕反应立刻就会表现出来，例如，胃口发生变化、精神疲倦等。

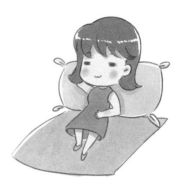

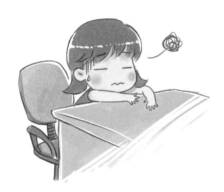

因此，第一类准妈妈很可能感觉不到自己身体的任何变化，以至于怀疑起胎宝宝的存在来。

医生，我的胎宝宝情况正常吗？

完全正常，请放心！

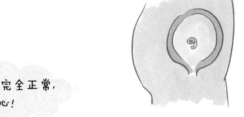

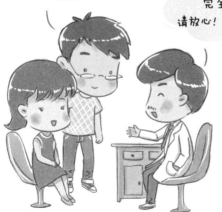

其实，每个胚胎的发育情况因人而异。因此，如果你发现自己或胎宝宝的情况跟大多数人不符也不必太过在意；如果不放心，去医院检查一下就行。

从现在开始，做什么事
都要小心了

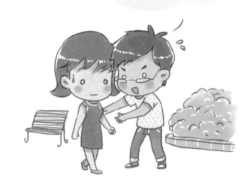

老婆，你要小心哦。

从确认怀孕的那一刻起，我就深感自己责任重大，被告知了数不清的生活宜忌之外，还被反复叮嘱要好好照顾自己。老公也是随时处于临战状态，不敢有丝毫的怠慢。

慢点走哦。

放心吧，
我会很小心的！

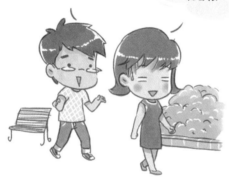

为了宝宝，要忍住，
要忍住……

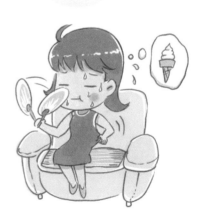

首先是饮食习惯上需要多多留意。酒是绝对不能碰了，如果以前喜欢喝咖啡、浓茶等饮料，孕妈妈也要戒掉，甚至连喜欢吃的冰激凌等冷饮都不得不忍痛割爱。

饮水也讲究多多。孕妈妈早上起来要空腹喝约200毫升、温度在25～30℃的温开水，这样能有效缓解便秘的状况，还能补充体内的水分。孕妈妈每隔2个小时应喝1次水，1天8次左右，每次100～200毫升为宜。

热水瓶中贮存超过24小时的水不能喝，没有烧开或烧得过久的水不能喝，冰水不能喝。

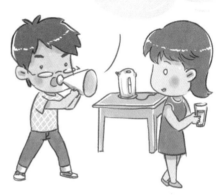

除此之外，生活起居各个方面都要注意起来。必须改掉不良的生活习惯，建立起有规律的健康生活习惯，有意识地按照一个孕妇的标准去做。

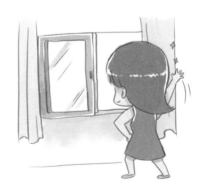

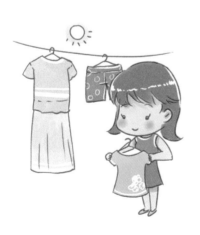

连最喜欢的"买买买"如今也不得不收敛了。衣服最好在孕前就准备好，孕期买了衣服回来，不能立即就穿，要先用中性洗涤剂泡洗干净，之后在阳光下晾晒几个小时，以起到简单的杀菌作用。

可怕的流血事件

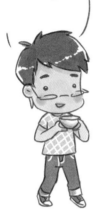

老婆，吃完再喝点鸡汤吧。

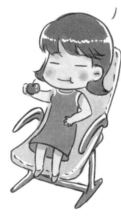

不要，我想吃清炖乳鸽。

处在怀孕初期的我这阵子成了全家的重点保护对象，每天除了家务不用我操心之外，还有一大堆的营养美食等着我享用，真是难得的享受！

老公，出大事了！我流血了！

即便有这样的待遇，还是会不时有意外的"险情"发生。今天早上我起来上厕所的时候发现，内裤竟然见红了！虽然只是很少的一点点，但还是把我吓蒙了。

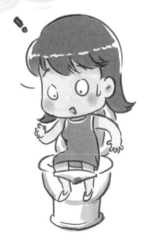

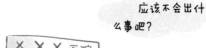

应该不会出什
么事吧？

不会的，
不会的……

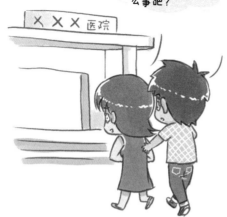

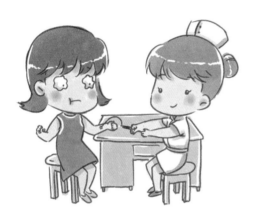

还好我在医院得到了及时的、专业的帮助，医生仔细询问了我出血的状况、之前月经的情况，又帮我测量了血压和脉搏，还做了抽血检查。

医生初步判断不是流产。在排除了宫外孕、葡萄胎和子宫病变及其他异常情况之后，医生认为，可能是不当的运动或者外力刺激阴道造成的。因为妊娠中，子宫会处于充血的状态，会显得很脆弱。有时即使只是很轻微的刺激或少量运动，都会引起出血。

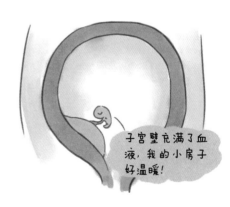

子宫壁充满了血
液，我的小房子
好温暖！

015

怀孕头3个月补叶酸非常重要

记得小时候超爱看的经典动画片——《大力水手》里面的主人公大力水手特别爱吃菠菜。

到如今怀孕了才知道菠菜有多重要，它里面含有的叶酸对预防胎儿出生缺陷有很大的作用。叶酸是一种B族维生素，最早就是从菠菜叶中提取的，因此被命名为叶酸。

老婆，我做的菠菜面好吃吗？

嗯，不错，正合我意。

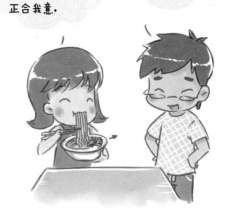

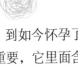
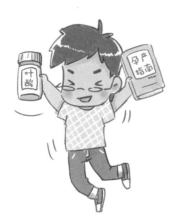

准备怀孕的女性最好从孕前3个月就开始补叶酸。孕早期是胎儿中枢神经系统生长发育的关键时期，所以这一阶段补充叶酸非常重要。

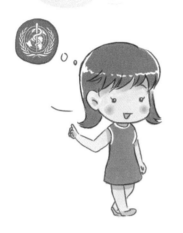

每日摄入 0.4 毫克才是推荐量！

尽管如此，叶酸也不是越多越好。世界卫生组织推荐准妈妈每日摄入叶酸 0.4 毫克。

富含天然叶酸的食物有：动物肝脏、豆类、深绿色蔬菜（如西蓝花、菠菜、芦笋等）、坚果、葵花子、花生、柑橘类水果和果汁、豆奶、牛奶等。

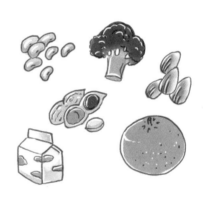

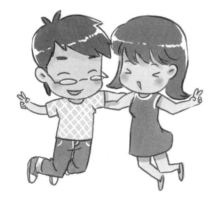

好在我也不挑食，这些东西我平时也都吃，老公也是，所以叶酸这一关我们算是轻松拿下。

关于营养补充剂的问题

　　孕期要补充的营养素还有很多，一不留神就会有所缺失，而后果也很严重。好在我们可以通过一些信号得知体内营养素的状况。但是，这些营养素最好是通过食补，需要额外服用补充剂的要在专业医生指导下进行。

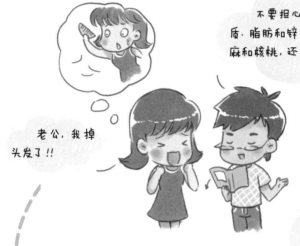

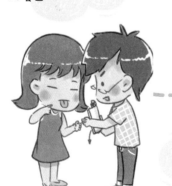

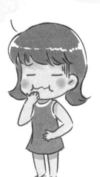

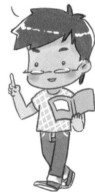

老婆，你这可能是缺铁了，以后咱们多吃点肉类、鸡蛋、红枣、黑木耳吧。

好晕啊……

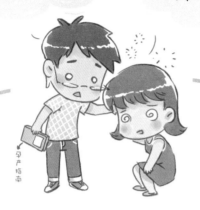

老公，你看我的嘴角是不是有点干？

老婆，你很好。如果嘴角发干也不怕，那可能是缺维生素B₂和烟酸了，只要不吃辛辣和刺激性的食物，多吃豆类、小米和绿色蔬菜就行了。

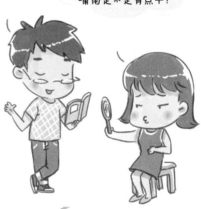

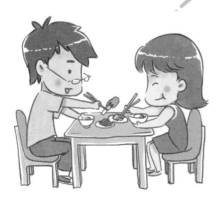

这些状况相信大家多多少少都有一点，作为新手准爸妈，我们非常紧张。不过通过咨询医生我们了解到，我的状况基本正常，不需要额外吃补充剂，这一点也让我和老公高兴了好久呢！老公还特地做了一桌子菜以示庆祝。

跟大家分享好消息

得知怀孕的第一天，我们就把这个好消息告诉了我们的爸妈。四位老人家都乐坏了，笑得合不拢嘴。到今天一个多月了，我们决定把这个消息公开，让更多的亲戚朋友分享我们的喜悦。

爸爸妈妈，我怀孕了！哈哈哈……

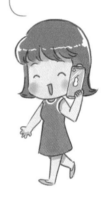

哥们儿，你嫂子有了！哈哈哈……

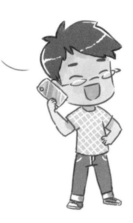

要保持好心情

要多吃水果

一定要睡好

不要剧烈运动

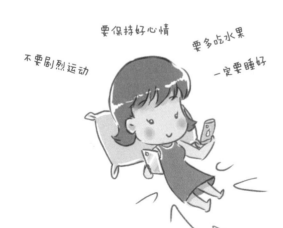

朋友们除了给我祝福之外，还有五花八门的"嘱咐"，告诉我一定要……一定不能……

甚至有朋友把自己之前怀孕生宝宝时用过的东西都拿过来给我了。她们那么积极，好像比我自己还开心。

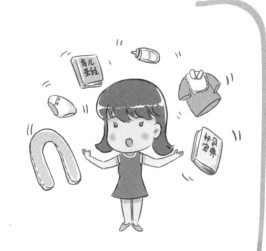

老婆，妈妈说我们公开得太早了，可能会对孩子不好。

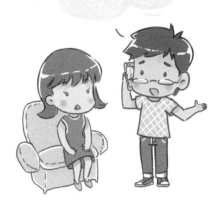

我们沉浸在与朋友分享喜事的欢乐之中，可是这时候老公却接到婆婆的电话……

我也拿着听筒听了半天，原来是婆婆家乡那边的习俗，说是怀孕前三个月不能公开，否则对孩子不利。为此，我查了不少孕产书籍，也没有看到有确切的证据支持这个说法，只能说这是旧时代遗留下来的观念，该抛弃了。

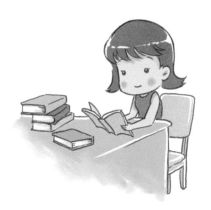

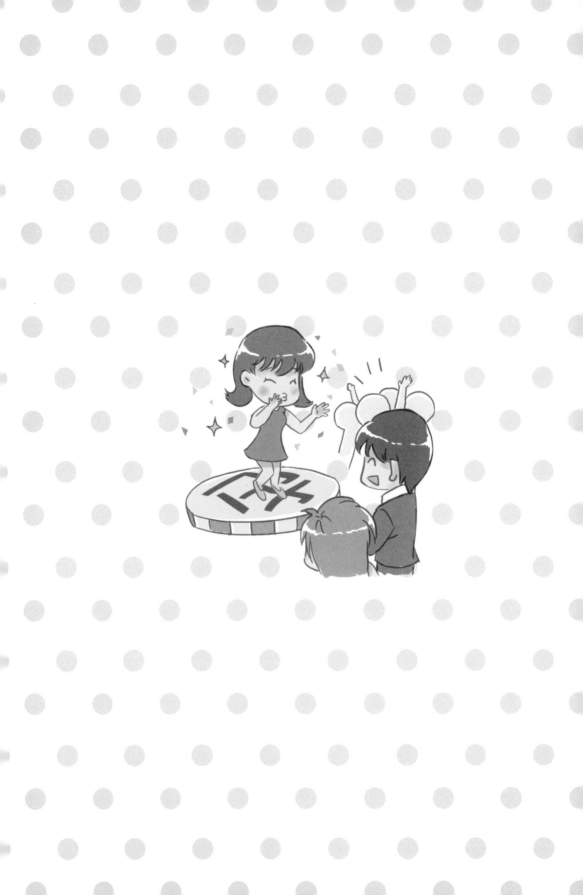

Chapter 02

孕 2 月，与妊娠反应做斗争

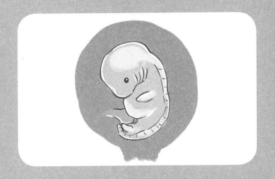

我发现了一个与以往不同的自己：
总是恶心想吐，头晕，容易生气，
身体也变得懒洋洋的。
如果这是小家伙与我打招呼的方式，
那我也只能遵从身体的步调，
打起精神，
一个个地来"对付"了。

肚子还没有大起来，
可是真的怀孕了

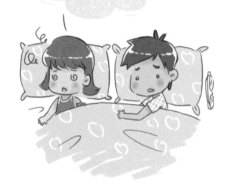

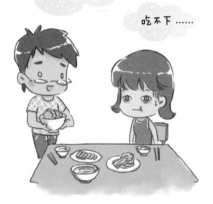

孕2月意味着早孕反应逐渐明显，大部分准妈妈会感到头晕、乏力、嗜睡、流涎、恶心、呕吐、食欲下降，喜欢吃酸的食物，对异味反感。结果就是一向剽悍、什么都能吃的我变成了这副样子：对着一大桌子饭菜却什么都吃不下。

对气味特别敏感。

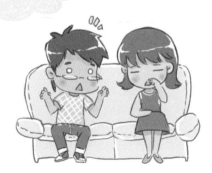

嗜酸。

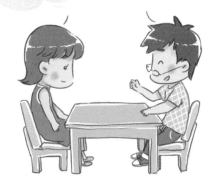

酸萝卜，酸豆角，酸笋……

老婆，今天你想吃什么？

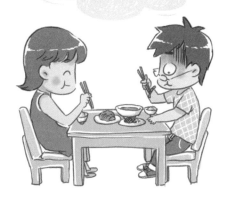

老婆，你怎么会喜欢吃这么酸的东西啊？

又想尿尿了，今天第四趟了……

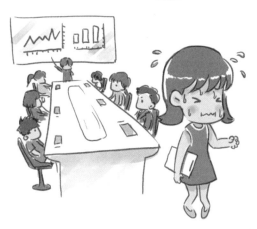

尽管早孕反应已经明显地出现了，肚子却还没有隆起。所以我仍照常上着班，做着事，可是，新的麻烦总是不期而至。

025

"小蝌蚪" 开始长手和脚了

虽然我什么都看不到，可是小宝贝已经开始在我的身体里面发育生长了。到目前为止，它还很小很小很小，小得只有一粒苹果籽那么大。

第5周：小胚胎大约0.6厘米长，大小像苹果籽，外观很像个"小海马"。胚胎细胞发育得特别快。

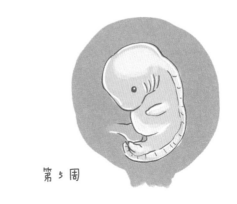

第 5 周

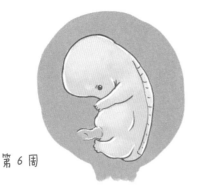

第 6 周

第6周：细胞还在迅速分裂，主要器官例如心脏和肾的雏形都已经发育，神经管头段开始分化为大脑，原肠也开始发育。

第7周：胚胎像一颗豆子，大约有1.2厘米长，它有一个与身体大小极不相称的大头，面部器官已经十分明显，眼睛就像一个明显的黑点，鼻孔打开着，耳朵有点凹陷。

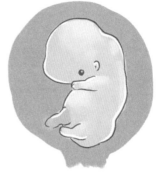

第 7 周

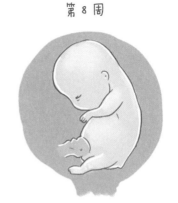

第 8 周

第 8 周：胚胎大约有 2 厘米长，胚胎的器官也已经开始有明显的特征，手指和脚趾间看上去有少量的蹼状物，这时胚胎像跳动的豆子一样开始有运动。

大概就像一只长出了手脚的小蝌蚪吧？

老公，你说宝贝现在是什么样子呢？

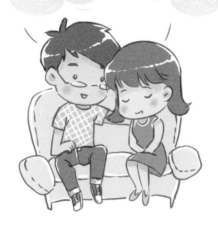

经过两个月的生长，原先的胚胎已经拥有了 2～3 厘米的身长，并形成了头部和身体，五官也清晰可见，所有的器官原基已初步形成。从一粒"苹果籽"，长成了一颗"葡萄"。

爸爸——
妈妈——

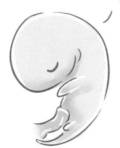

突然感冒，真是又担心又难受

再睡 5 分钟……

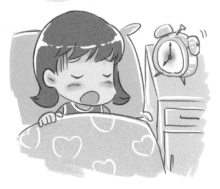

今天早上闹钟响了很久我还不想起来，感觉身上懒洋洋的。

没想到竟然是感冒了。

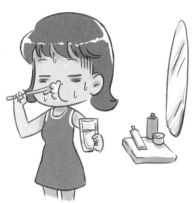

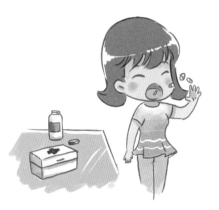

以前"一个人"的时候，感冒这种小事太好对付了，几粒药丸就能轻松解决。

现在感冒简直是一件翻了天的大事。手边找得到的药几乎都不能用。

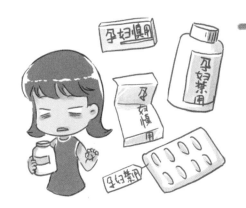

宝贝你千万不要有事，妈咪很快好起来。

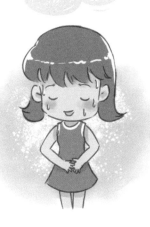

然而还不敢耽误病情，我自己生病事小，宝宝的健康事大。

我撑了两天没有吃药，但症状还是没缓解，我们只好又一次奔向医院。

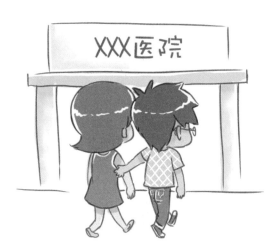

胃里翻江倒海，吐得天昏地暗

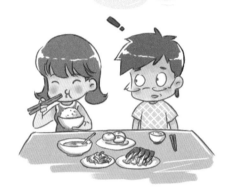

所有早孕反应里面，如果一定要挑一个印象最深刻的，那就非孕吐莫属了。话说从前，我也算是美食界的一名悍将，战斗力高到老公都惊讶。

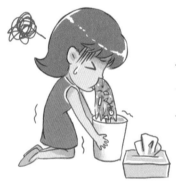

自从开始孕吐，我算是体会到什么都不能吃的痛苦了。不仅吃什么都觉得嘴里淡淡的没有味道，而且吃什么吐什么。

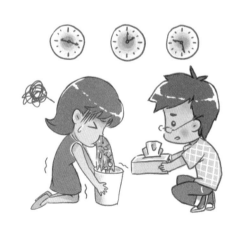

早餐吃完9点吐，中餐吃完14、15点吐，晚餐吃完21、22点吐，从此垃圾桶成了我的好朋友……

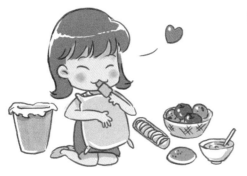

孕吐固然可怕，但是我们作为坚强的孕妈妈，没有那么轻易被摧垮。首先是保持乐观心态，吃完再吐、吐完再吃。

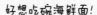

好想吃碗海鲜面！

多吃些新鲜的蔬菜水果也是不错的主意，大多数新鲜的蔬果能够缓解孕吐。虽然大部分时间没什么想吃的，可是一旦想到好久没吃过的东西，就恨不得能马上吃到，因为可能过一会儿又不想吃了。

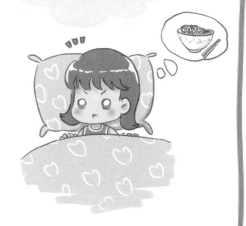

我要吃海鲜面！

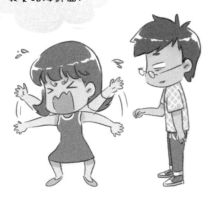

最后，不要因为吃不下饭、呕吐就老是在床上待着。因为运动太少也会加重恶心、食欲不佳等症状。

容易生气和过度敏感

曾经，我是这样的——

我也曾是一个清纯丽质、
美丽大方的萌妹子。

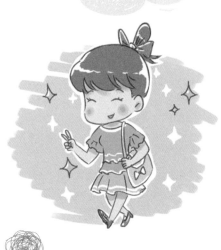

可一怀孕就变成
了这副憔悴的模样。

没事，我还是
一样爱你。

老公，我变丑
了怎么办？

尽管老公说没关系，可不论
怎么说，我都有一点点难过。

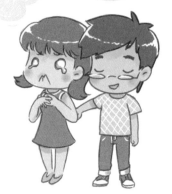

就这样，我总是觉得有种摆脱不了的沮丧，时不时火气就会冒上来。比如，找老公做事的时候，如果他来晚了一点，我就暴跳如雷。

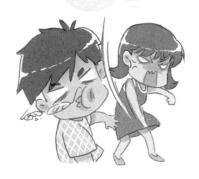

你怎么那么半天才来？

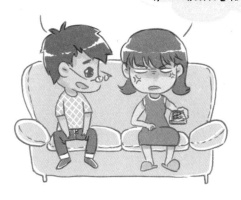

老婆，今晚有世界杯，能不能……

今天什么杯都不准有，必须跟我看韩剧！

又比如，当我们意见不同的时候。

你在给谁发信息？让我看看！

刷朋友圈……

还有，一向大大咧咧的我竟然还变得很敏感。

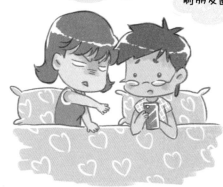

总之，早孕反应也是一种"幸福病"

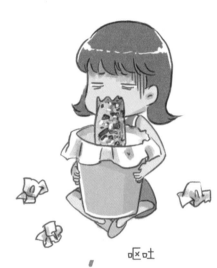

没有怀过孕的人一定不会知道，有一种滋味叫做"幸福病"。就是当你历经了种种的不适之后，还是会在心里默默地期待和充满着爱。

呕吐

没胃口

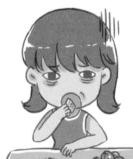

厌食

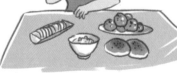

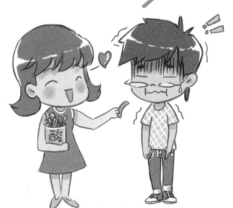

嗜酸

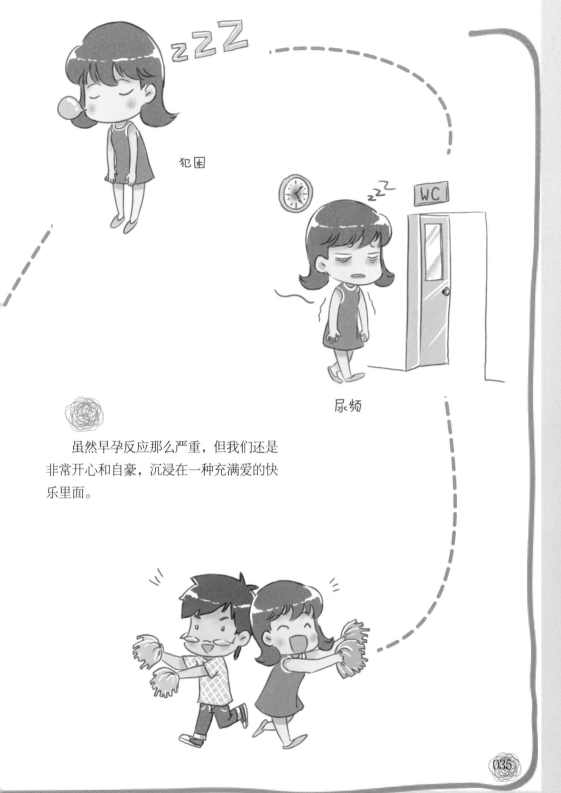

犯困

尿频

虽然早孕反应那么严重，但我们还是非常开心和自豪，沉浸在一种充满爱的快乐里面。

防辐射服有用吗

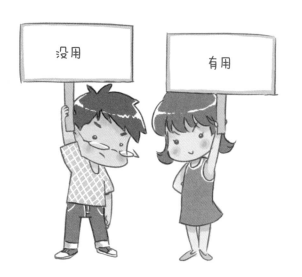

没用

有用

防辐射服到底有没有用，经过我们多方打听和论证，发现这目前还是一个颇具争议的问题。

老婆，防辐射服并不是万能的哦。

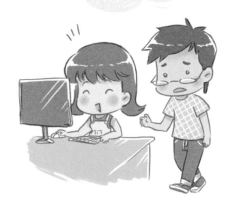

理论上说，防辐射服应该是有一定的作用的，但是这毕竟是一种被动的防护措施，想要降低辐射带来的危害，最好的办法还是远离辐射源。

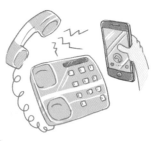

验证方法：将处在通话状态中的手机靠近座机，这时可以听到座机发出很大的杂音，此时用防辐射服将手机包住，如果杂音、杂波消失，就证明防辐射效果还是不错的。

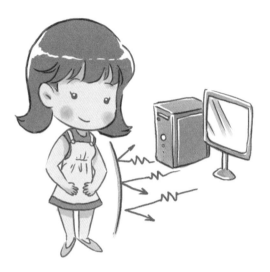

防辐射服的 3 项指标是指防护工作频段、屏蔽效能、屏蔽率。产品说明中应该标明防护频率，准妈妈们可以根据自己的需求来选择。

防辐射服最好不要经常洗，实在脏了的时候可以用中性洗衣液浸泡，水温不要过高，轻柔手洗，不可用洗衣机洗。洗完后不要拧干，直接从水中拎起来，悬挂或平铺晾干。

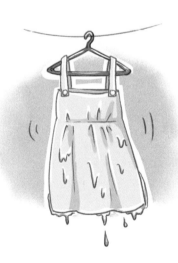

怀孕了，怎么跟老板说

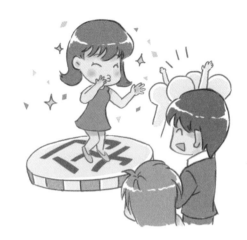

怀孕这件事情对我的亲朋好友来说，绝对是值得庆祝的事情，他们所有人都为我高兴。

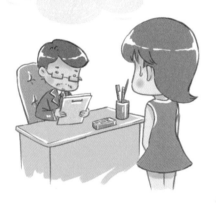

这次的策划案应该没什么问题了吧？

但还有一个人：你的老板。

老板，我怀……着激动的心情告诉您，我们的任务提前完工了。

嗯，不错。

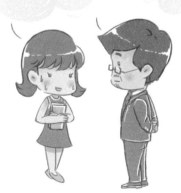

因为这会影响到老板较长一段时间内的工作安排，对他而言不能不说是一件麻烦事。那么怎么跟老板说自己怀孕了呢？

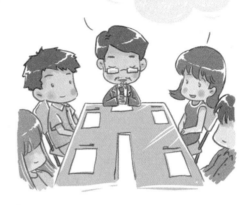

这次的 case（案例）做得不错，大家辛苦了！

老板，我怀孕了。虽然这样，我还是会好好工作的。

所以找到一个合适的时机告诉老板这个消息就非常重要。最好是在一个大的项目完成之际，趁着老板开心，当面告诉他，可表明自己虽然怀孕了但是并没有影响实际工作能力。

老板，我最近一段时间身体状况还好，可以坚持工作。

好，不错。

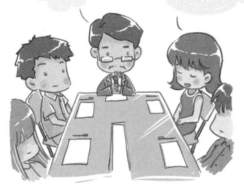

只说现在，少提将来。可以说清楚自己的现状和稍长一段时间以后的身体状况，但不要急于讨论生育期间的工资待遇以及生完孩子以后的工作计划。

在向公司和老板说明情况的时候也不要太没底气，因为我国法律规定，这是女员工的一项合法权益。

中华人民共和国劳动法

不得在女职工怀孕期、产期、哺乳期降低其基本工资，或者解除劳动合同。

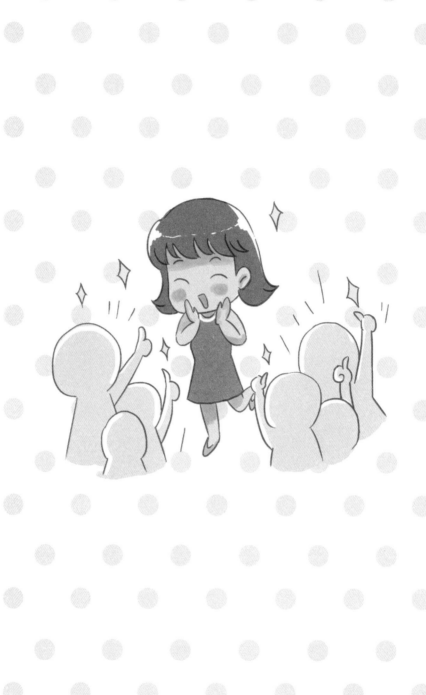

Chapter 03

孕3月，听到宝宝小心脏的跳动了

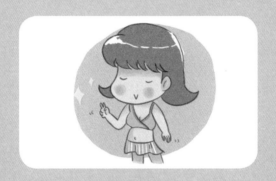

孕吐真的很难过，
还要准备产检、建档一系列麻烦事儿。
不过，通过超声检测，
我现在已经能听到宝宝的小心脏在"怦、怦、
怦"地跳动了。
看呀，这就是我的小宝贝！
真可爱，不是吗？

睡不好又困得很

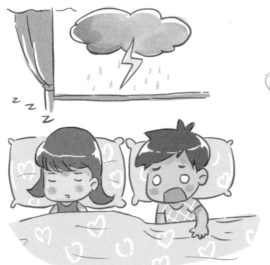

曾经我的睡眠是非常好的，一夜睡到大天亮，什么电闪雷鸣、倾盆大雨都惊醒不了我。

妈呀，又想尿尿了……

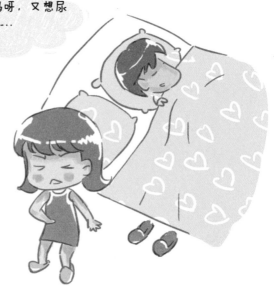

可怀孕了之后，这一切都变了。

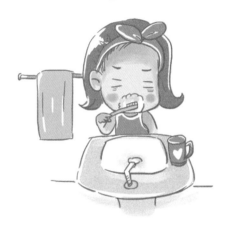

我要睡觉，我要睡觉，我要睡觉……

尿频之后，有时候还会伴随着呕吐，总之一夜就是这么被折腾完了。

尽管晚上睡得不好，白天的生活还是要继续啊。有时候真是困得站着都能睡着。

好困啊！！！

连上班在路上也要抓紧睡一会儿。然而，这样还是扛不住每晚只睡三四个小时的折磨，常常在上班时也困倦不已。

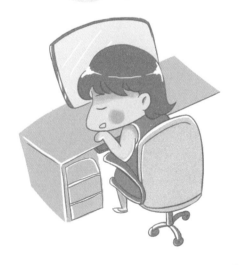

关于孕期罩杯升级那点事儿

好像胸部变大了！

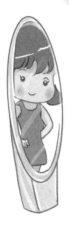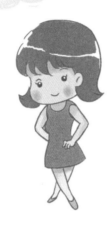

怀孕之后我不仅比以前胖了些，而且身材也跟着变得更棒了。

这是因为雌激素与孕激素的增加，促使乳腺组织与脂肪细胞生长，胸部就会明显增大。

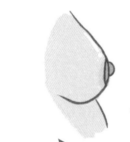

孕中期

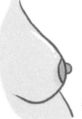

孕晚期

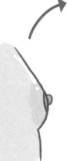

孕早期

孕早期、孕中期、孕晚期，乳房会不断增大，直到停止哺乳后一年左右恢复原来的大小。

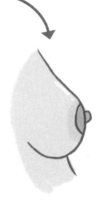

哺乳期

这时候，给乳房不受限制的空间及良好的支撑就变得尤为重要。已经不能像平时那样根据自己的罩杯、胸围简单地购买一个大码的普通文胸充数了。准妈妈佩戴的文胸有很多讲究。

　　首先不能有衬垫、硬钢托。

　　其次材料要透气性好，面料还应该柔软、吸水性强，以纯棉质地为最理想。颜色则选择白色、粉色、淡蓝色等可以带来好心情的颜色比较好。

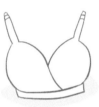

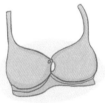

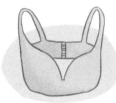

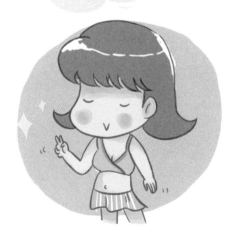

　　最后，文胸的肩带应该在肩胛骨和锁骨之间，这样在佩戴的时候才不会有束缚感。

第一次产检

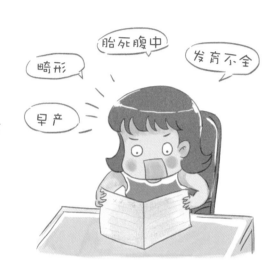

　　因为是第一次怀孕，我和老公常常处于茫然的状态，什么都不知道，还整天紧张兮兮的。

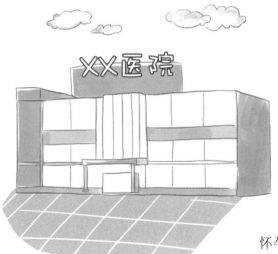

　　怀孕到 12 周的时候，身边的亲戚朋友开始提醒我们去医院产检。今天我们起了个大早，跟公司请了一天假，老公就陪着我来医院了。

第一次产检的项目非常多，有基础检查，即Ｂ超、白带常规、妇科检查、胚胎发育情况，全身检查包括量血压、称体重，了解心、肝、肾的功能，以及血常规、尿常规、血型、传染病史等。

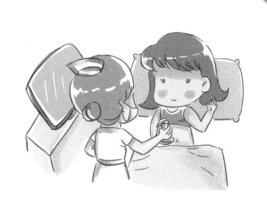

老婆，快去那坐，到了叫你！

嗯，辛苦老公了！

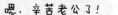

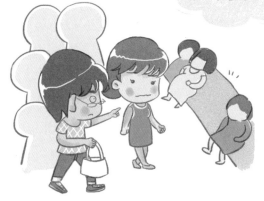

除了检查项目多之外，医院留给我的印象就是——人多。几乎全是孕妇姐妹和陪同的家属们，幸好有老公在，省去了我排队的辛苦。

经过了重重的"考验"，我们终于拿着一叠结果坐在医生面前，只等他的一句话了。

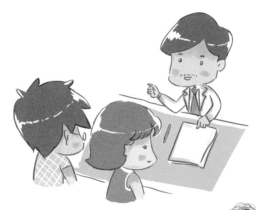

第一次听到宝宝的心跳

自从怀孕以来，我们就对宝宝充满了期待和好奇。每天想象着他的样子，甚至觉得他会不会是一个带着翅膀的小天使呢？

每天跟他说话，套套近乎。

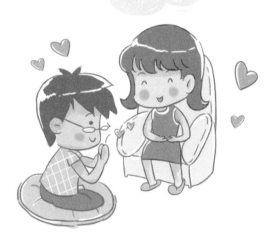

宝宝，爸爸妈妈都很爱你哦．

让我再睡一会儿，我现在还不想理你们呢．

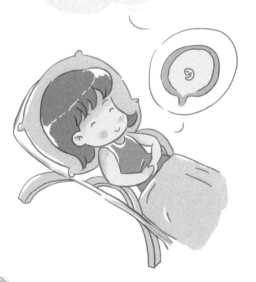

可是宝宝太小，也没什么动静。我微微隆起的小腹里面的这个小家伙很是高傲呢。

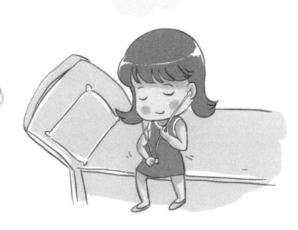

宝宝，你
要乖乖的哦！

直到前几天去产检，
我做了一个最幸福的项目
叫做"听胎心"。

你看，你的
宝宝很健康哦。

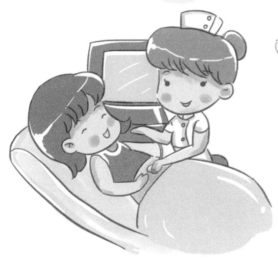

护士在我肚子上找了
半天，我终于听到了像小
火车开动一样的胎心音，
瞬间感动得泪奔。

早点建档，早点安心

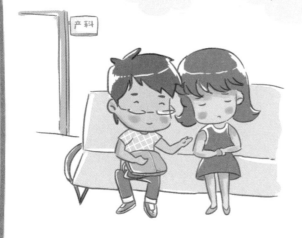

别担心。

要检查的项目
好多啊……

第一次产检的时候还有一件让我们抓狂的事情，那就是建档。第一次产检结果正常的孕妈妈才可建档，这件事也弄得我心里七上八下的。

平时不怎么上医院的我们，直接晕头转向了。

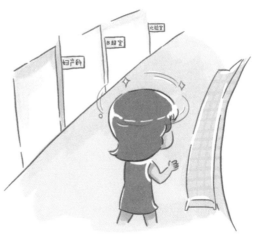

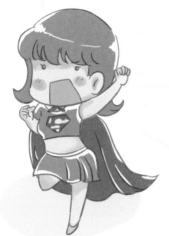

幸亏有老公陪我一起来，要不然光是这么多项目我都跑不下来。

不光这样，要带的资料还不少。老公特地背了个大包包。

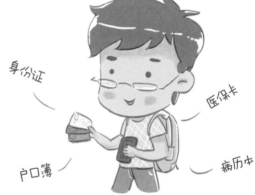

身份证

医保卡

户口簿

病历本

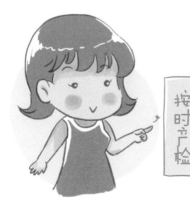

按时产检

不过，建档的好处还是显而易见的。医院为孕妇建个人病历，主要是为了能够更全面地了解孕妇的身体状况以及胎儿的发育情况，以便更好地应对孕期发生的状况，并为以后的分娩做好准备。

建档完成之后，就是按时去医院做产检了。希望我们能用11次完全健康的记录填满这张卡。

贫血妈妈一定要补血

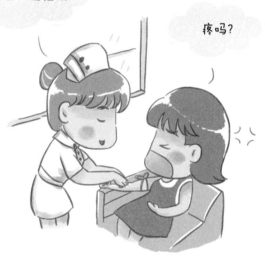

不疼的，加油哦！

疼吗？

今天早上起床的时候，我刚想站起来，谁知两眼一黑，又倒在了床上。

到医院一查，发现这是孕期很常见的一种病症：贫血。我中招儿了！

多吃点不就行了。

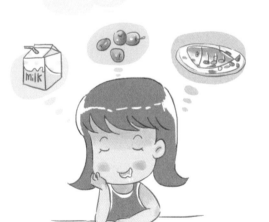

一开始，我不当回事。心想，比起其他状况来，贫血是多么小的一件事啊！

妈妈，好难受！

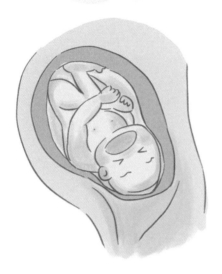

但是医生告诉我们，贫血这件事其实不容小觑。严重贫血会引起循环系统方面的改变，会对母体造成严重的影响，甚至引发心力衰竭。

同时，贫血的准妈妈更容易遇到胎儿生长受限、分娩时出现胎儿窘迫等问题。

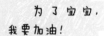

为了宝宝，我要加油！

所以，孕期贫血需要引起充分重视。除了注意饮食的调节之外，中度以上贫血，口服铁剂治疗是十分必要的。

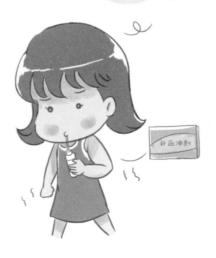

少一点担心，多一点快乐

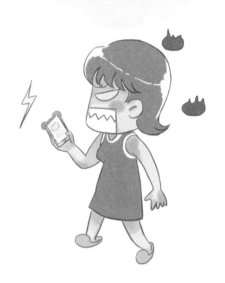

这是什么新闻嘛……

谁都希望自己生一个健健康康的宝宝，可是在孩子未曾出世之时，这就是一个悬而未决的谜题。这种焦虑和担心，没有怀孕过的人恐怕很难体会。

平时，听到别人说有关怀孕的坏消息，或者看到相关的新闻、可怕的事件，都会很神经质地联系到自己身上。

不知道宝宝喜欢这个颜色吗……

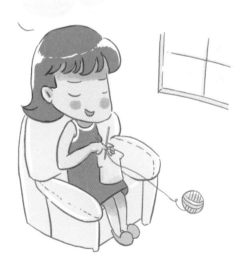

连老公都觉得我变了，从神经大条的女汉子变成了一个容易担心的人。

度过了这样的一段时光之后，我觉得不能再这样下去。于是开始想着怎么开导自己，我觉得得让自己忙一点。

别担心，都会好的哦！好期待宝宝出生哦！

我也是哦！

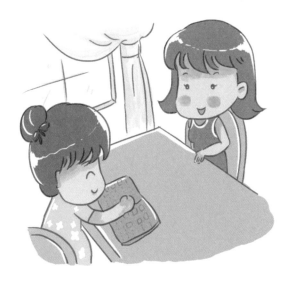

多多跟人交流沟通，对未知的恐惧也会小很多。

一定能生个漂亮聪明的宝宝。

气色很棒！

当我听到周围很多人的正面回应的时候，那些不切实际的致畸幻想也不攻自破了。

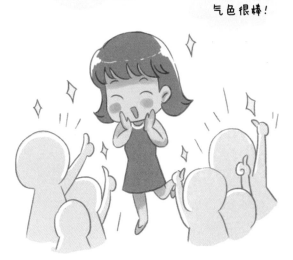

怎样才算一个暖心准爸

在我怀孕之前，我家的家务劳动基本是我和老公两人平分了的。比如，我做饭的时候，他拖地。

怀孕之后，我成了重点保护对象，老公非常主动地承担了大部分的家务。我家的情景变成了这样——老公做饭，我吃饭。

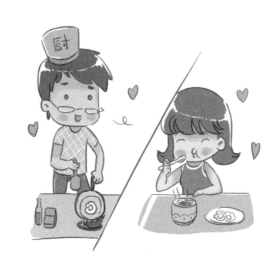

或者这样——老公拖地，我看电视。

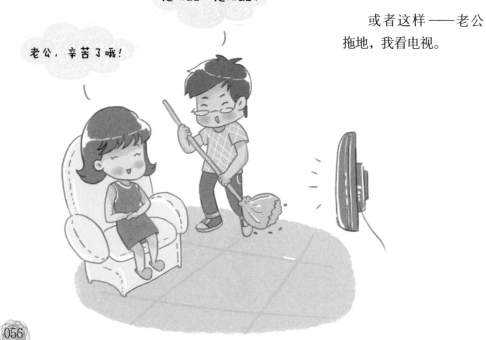

老公，辛苦了哦！

拖地啦，拖地啦！

有时，我看他满头大汗，也会觉得有点过意不去。谁知道，老公对这点辛苦却是心甘情愿。

不仅如此，他还买了很厚的孕产图书来研究，直到周围人都说他是孕产专家。

原来老婆还需要这些营养。

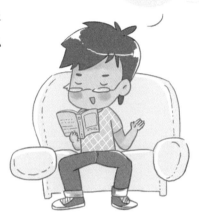

我也是哦！

老公，好期待宝宝的到来哦！

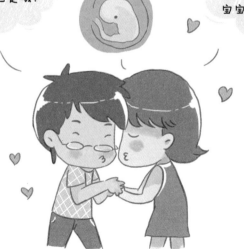

综上所述，我觉得，老公是一个标准的暖心准爸，正在向好爸爸的道路上飞奔！

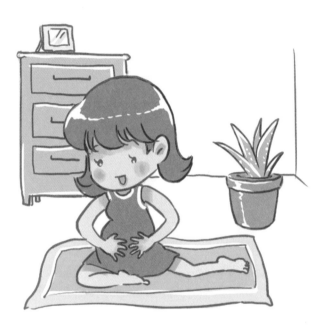

Chapter 04

孕 4 月，享受肚子慢慢变大的幸福

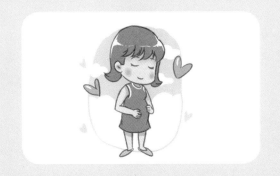

孕期已经走过了约 1/3，
那些翻天覆地的早孕反应好像就这样消失了，
我越来越有种宝宝就在身边的感觉。
在心情放松和食欲得到满足的同时，
我也开始注意起自己的营养与饮食，
运动计划也提上日程，
希望我的小宝贝健健康康地发育。

肚子越来越明显了

终于来到了孕中期，此时的孕吐反应可能没有那么明显了，终于能暂时喘口气了，现在的我感到更有活力，听说很多准妈妈就是从这个月开始享受怀孕状态的哦。

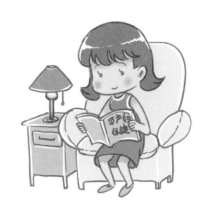

现在的我，变成了一位孕味十足的准妈妈！

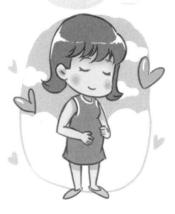

医生说，在即将到来的几周内，我和宝宝都会经历一个快速生长期，因此，我的肚子也会越来越明显，对于周围的亲朋好友们来说，怀孕这件事就变得"显"而易见了。

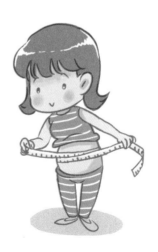

为了给宝宝提供足够的生长空间，我的子宫会不断增大，平时我自己在家时会用卷尺随时随地测量宫高和腹围，以掌握宝宝的生长和自己的身体变化情况。

肚子越来越大，身体承受的负担也越来越重，行动好不方便，幸好老公也请了假，专门照顾我，我只要专心养胎就好啦！

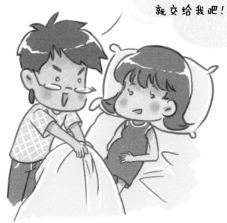

老婆，你是我们家的功臣，以后家务活儿就交给我吧！

孕期体温

怀孕后体温会有所上升，这是由于孕期激素的作用所引起的，加之此时流向全身各处组织的血流量增加，带来了更多的热量，有时候还会伴有潮热，下面这些小方法可以帮助保持凉爽：

★多喝水，及时补充出汗损失的体液。

★穿棉质的孕妇服装，帮助吸汗。

★洗澡后不要完全擦干，皮肤表层滞留的水分会慢慢蒸发，可带走部分热量。

★在专业教练的陪同下去游泳。

胃口一下子变大了

好日子总算来了！尽管偶尔还是会有"恶心"的感觉，但是这也阻挡不了美食对我的吸引力啦！因为此时子宫还没有对内脏造成压迫，对吃东西逐渐恢复了兴趣，胃口好像一下子就变大了！

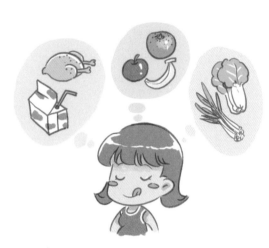

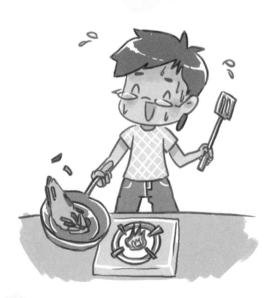

为了老婆，我要变身大厨！

胃口变大之后，老公在家充分发挥自己的作用，每天都为我准备丰富多样的食物，让我能摄取充分的营养，饭后还会陪我出去散散步，增进夫妻感情、促进母子健康。

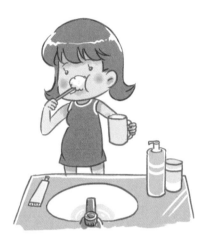

一口好牙是保证营养摄取的关键。书上说，孕中期极易出现牙龈出血的问题，尤其是在刷牙的时候。现在我刷牙都使用软毛的牙刷，在刷牙前还会先用热水泡一下牙刷毛进行软化。

在胃口变大的同时，现在每天都很容易觉得饿，一天要吃四餐甚至五餐也不足为奇。我会采用少食多餐的进食方式，加餐时吃点坚果、小点心等零食，既美味又能饱腹。

好好吃哦！！

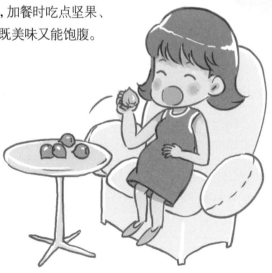

给自己做个体重管理计划吧

怀胎十月的过程中，体重增加10 ~ 14千克才是理想的，体重增加过多或过少、过快或过慢，都会影响我和宝宝的健康。看来，是时候给自己做个体重管理计划了。

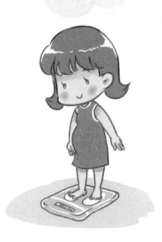

每天称一称，心里更有数。

整个孕期的体重都长在哪里了呢？下表可以告诉你答案！

孕期子宫肌肉层迅速增长	约0.9千克
孕妈妈的胎盘	约0.6千克
孕妈妈的乳房	约0.4千克
孕妈妈的血容量	约1.2千克
孕妈妈的体液	约2.6千克
孕妈妈会储备一些脂肪以供哺乳	约2.5千克
出生时宝宝的体重	约3.3千克

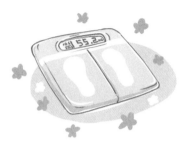

想要正确监测自己的孕期体重，可不是随意地称一称就可以了。就拿我来说，家中备好了自动报重的体重秤，我会每天固定在晚餐后2小时，脱掉外套和鞋帽，只穿薄薄的内衣称体重，并做好记录。

谢谢老公每天为我和宝宝做这么多好吃的！

哈哈，老婆，你开心就是我的幸福！

现在的我每天都秉承着"理智进食，合理增重"的饮食观念，在老公的贴心照顾下，科学安排一日三餐，有菜有肉还有汤，感觉怀孕虽然辛苦了点，却也不失为一种幸福呢！

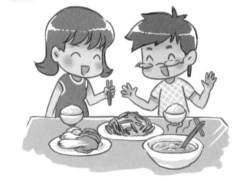

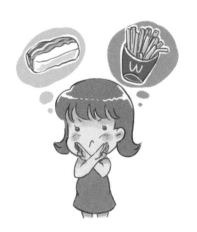

打着"怀孕也要瘦，养胎不养肉"的旗号，虽然现在一日三餐都有规律，但是我也不敢太任性吃太多，生怕一不小心，体重就超标了。

多喝骨头汤就可以补钙吗

孕妈妈补钙，多喝骨头汤就够了吗？其实，骨头里的确含有丰富的钙质，但它是和磷、钠、钾等其他元素融合在一起的，即使是高温炖煮，也只能释放很少的钙质。

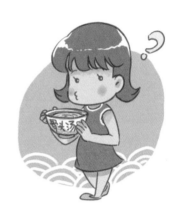

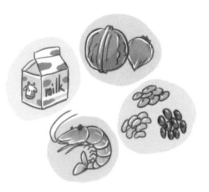

日常生活中，牛奶、豆类和坚果等食物都是补钙的主力军，另外，一些鱼虾等海产品也是补钙的良好选择，多吃能让宝贝更聪慧呢！

除了以上几种补钙主力军之外，十字花科蔬菜蕴含丰富的维生素D，能帮助钙质的吸收，怀孕之后的我每天都会吃新鲜的蔬菜和水果，不管是为了补钙还是为了补充维生素，总之都是对宝宝好的啦！

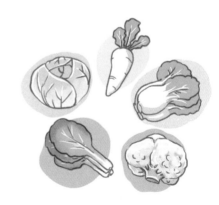

如果在孕期缺钙严重，不能及时从食物中弥补的话，就需要在医生的指导下，吃点钙片了，有时候医生还会给你搭配点维生素D，帮助钙质吸收。

钙片＋维生素D，营养吸收好搭档！

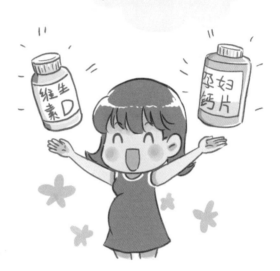

多去户外散散步，心情美美的！

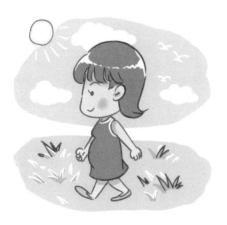

多去户外晒晒太阳，能帮助活化体内的维生素D，同样可以促进钙质的吸收。现在的我几乎每天都会去户外走一走，尤其是天气好的时候，散散步心情也是极好的！

孕妇奶粉不是必需的

自从怀孕之后，饮食营养就成了头等大事。为了生一个健康聪慧的宝宝，我每天都要吃好多东西。有一天，老公回家带回来一罐孕妇奶粉，说要给我补补，我真的需要吗？

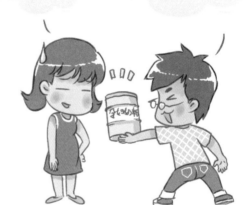

呃……

老婆，快看，我买的孕妇奶粉哦！

孕期保健品的微调查

随着"二孩政策"的开放和居民生活水平的提高，以及对健康孕产育儿观念的重视，市面上面向孕妇的保健品层出不穷。其中，孕妇奶粉较为走俏，其热销程度堪比婴幼儿配方奶粉。杭州一家媒体曾做了一项针对准妈妈选购奶粉的微调查。调查显示：

★ 64% 的孕妇吃过孕妇奶粉；

★ 50% 的女性认为孕妇奶粉吃了总比不吃好；

★ 87.5% 的孕妇坦言吃了孕妇奶粉以后没什么特殊感觉；

★ 59.38% 的孕妇选购孕妇奶粉时，看重的是奶粉的营养成分。

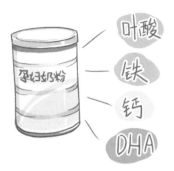

为此，我和老公特意查阅了一下孕妇奶粉的相关知识，果然是不查不知道！原来，孕妇奶粉就是在牛奶的基础上，再添加孕期所需要的营养成分而制成的奶粉。

不是所有的孕妇都需要喝孕妇奶粉哦！

通过咨询医生之后，我了解到，食用孕妇奶粉，更多的是对孕妇的一种心理安慰，只要孕妈妈日常饮食注重搭配，基本上就能满足身体的营养需要，不需要额外吃孕妇奶粉了。

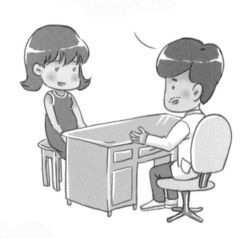

嘻嘻，现在我们都省了孕妇奶粉的钱了。

那省下的钱就可以给娃买更多尿不湿了呢！

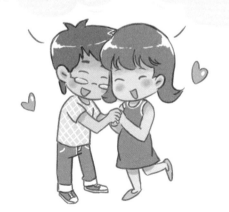

自从怀孕之后，我就请了产假，一直在家安心养胎，再加上老公的悉心照护，做好了充足的营养储备，所以就不喝孕妇奶粉了。

可以做保养，但是最好别化妆

眼看怀孕也有四个多月了，老公特别叮嘱平时爱美、不化妆不出门的我要把那些七七八八的化妆品给收起来，虽然我很不忍心，但是为了肚子中baby的健康，还是要忍痛割爱了……

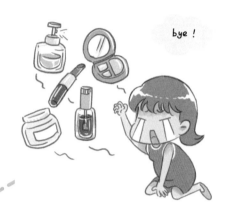

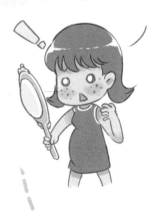

今天早上我起床后照镜子，竟然发现自己的脸上长了好几个痘痘！我赶紧查阅孕产书籍，原来是孕期受雌激素、孕激素变化的影响，加快了皮肤的皮脂分泌。好郁闷啊，看来即使不化妆，也会存在肌肤问题！

自从发现自己长痘以后，我的"战痘"计划就开始了，现在每天早晚都会认真洗脸，做好护肤工作。

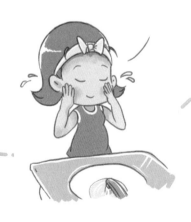

除了洗脸护肤，多吃新鲜的蔬果，补充维生素C，少吃油腻辛辣的食物，也是美容护肤必不可少的功课。

现在的我每天都要吃一些新鲜的水果才安心呢！

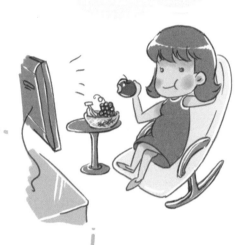

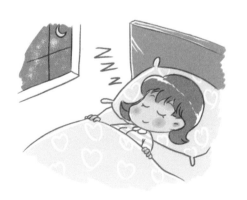

听说美人都是睡出来的，睡眠好了，不仅皮肤好，而且整个人也充满了精神，活力满满地面对第二天的太阳，嘻嘻……

重新开始练瑜伽

孕期瑜伽好舒服哦！

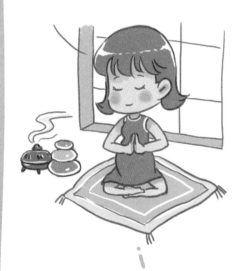

现在是孕4月，我的私人瑜伽教练说，可以重新开始练瑜伽了，在专业的指导下练习，不仅能很好地缓解孕期不适，还能为以后瘦身做好身体准备呢！我已经迫不及待想要练习啦！

找出以前用过的瑜伽用具，瑜伽砖、瑜伽垫、瑜伽带，还有美美的瑜伽服。不过，之前的瑜伽服好像已经穿不上了，毕竟现在怀孕了，那就穿自己的孕妇装好了……

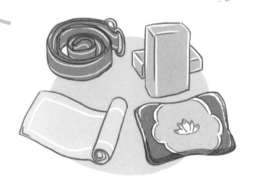

私人教练特别提醒，在练习过程中，首先要注意的就是安全问题，毕竟我现在不是一个人在练习，要兼顾腹中的 baby 呢。

宝宝要和妈妈一起
练瑜伽，一起快乐哦！

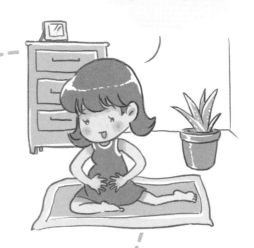

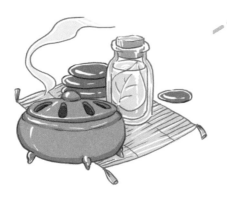

　　除了注意安全，保持愉悦的心情对于练瑜伽养胎也极为重要，教练建议我在练习时点一些安神的熏香，能起到更好的作用！

全心全意，专注于当下……

先从瑜伽冥想开始吧，冥想时一定要专注，以期达到身心合一、增强养胎安神的效果。

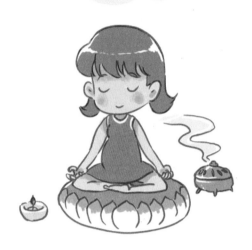

我现在练习的是树式哦。

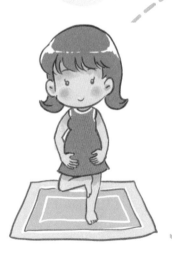

进入正式的练习，在一呼一吸之间，感悟大自然赋予的能量，养胎的同时，自己也得到了放松。

瑜伽球也是孕期养胎瑜伽的良好选择之一。既能给孕妈妈很好的辅助，又安全贴心，有了球，又增添了我练瑜伽的趣味性。

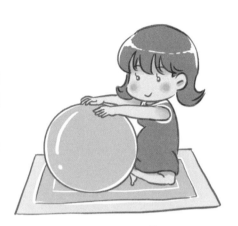

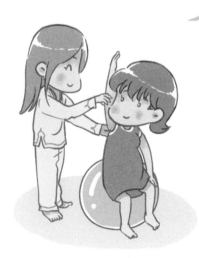

不过，为了自身的安全，更为了宝宝的健康，任何瑜伽课和瑜伽体式，最好都要在教练的指导和陪伴下进行，这样才安心。

每天都要抽空和宝宝聊天哦

难道是宝宝在动？

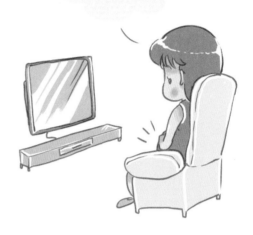

第一次感受到胎动是在孕16周左右时，有一天晚上，我正坐在沙发上看电视，突然感觉肚子动了一下……

宝宝，我是爸爸哟！

宝宝，你好啊！
我是你的妈咪哟！

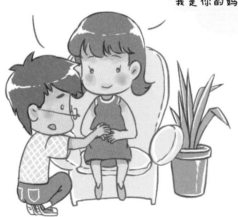

于是，我赶紧把老公叫过来，试着和宝宝说了两句话，神奇的是，宝宝好像真的能听懂我说的话，又在肚子中动了几下，像是在回应我呢！

宝贝，早安！

自从有了第一次的互动之后，现在的我每天都要抽空和宝宝聊聊天，早晚问安，日常交流，并享受这种母子连心的互动。

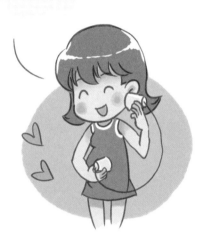

妈妈早安！

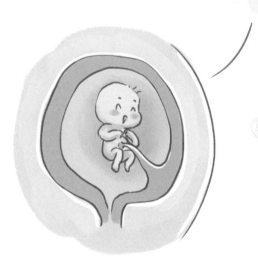

宝宝每次也都很积极地回应我，像是与我对话一样，也是从这一刻起，我深深地感受到了当妈的快乐，之前再多的艰辛都值了！

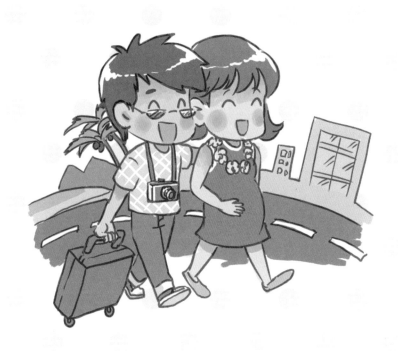

Chapter 05

孕 5 月, 幸福孕程已经度过了一半

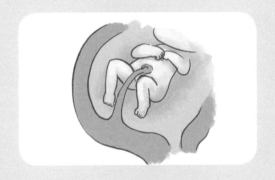

我的肚皮正在慢慢隆起,
因为没有太多的不适,
宝宝的存在也变得异常可爱起来。
当我在四维彩超上看到已经像模像样的宝宝时,
所有的紧张不安都同时伴随着无比的惊叹和感动
——我要准备当妈妈了!

这就是传说中的"孕傻"吗

今天在家里忙着找东西,扭头就忘了要找什么了,别人都说一孕傻三年,难道我也变傻了吗?

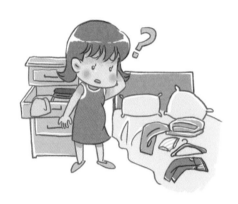

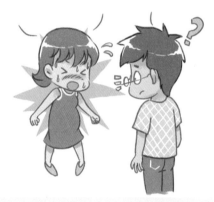

晚上想要和老公探讨下孕傻的事儿,结果,一开口又忘了……

孕期的生活方式

由于妊娠前期激素水平发生变化,使孕激素和雌激素大量分泌,其量甚至比平时多出 40 倍,这些变化导致孕妈妈发生了多种生理变化,其中就包括"孕傻"。要想改善这种状态,孕妈妈可以尝试着这样做:

★平日养成小睡的习惯。

★多喝水,让充足的水分滋养大脑。

★坚持适度运动,促进血液循环。

★闲暇之余多读书,让大脑运转起来。

★多到户外呼吸新鲜空气。

★多吃一些含铁的食物,促进血液携带更多的氧气到大脑。

宝宝越来越活跃了

来到了孕中期的第二个月——孕5月，至此，我的十月怀胎历程已经顺利走完一半啦，心里有点小期待呢！

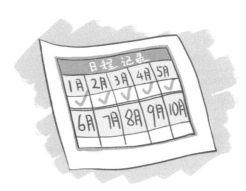

最近几个晚上睡觉前，感觉胎动好明显，每次我要睡觉的时候，宝宝也会相应地翻一个身，再和我一起进入甜蜜的梦乡……小家伙真是越来越活跃了！

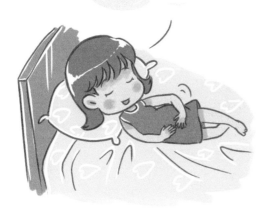

通过四维彩超可以看到宝宝的样子啦

今天是和医生约好做四维彩超的日子，想想还有点小忐忑呢！早上，照旧起床吃了老公做好的营养早餐，就一起出发啦！

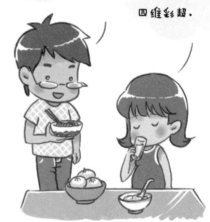

老婆，今天该去做产检了吧？

是啊，今天做四维彩超。

放心，我之前问过医生了，不必空腹。

老公，这个要空腹检查吗？

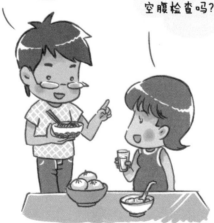

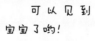

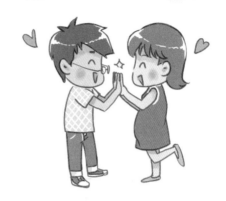

终于到医院了，排了好多人，都在等着做四维彩超检查呢！我和老公都超级激动，听说，做四维彩超可以看见宝宝模糊的样子呢！

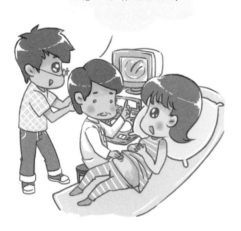

终于轮到我了！这家医院做四维彩超的时候允许老公陪着一起进去，接下来，我们在医生的指导下看到了宝宝，真是又激动又幸福……

我们还特别看了看宝宝的大腿和小脚丫，好可爱……

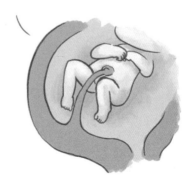

提心吊胆地等待"唐筛"结果

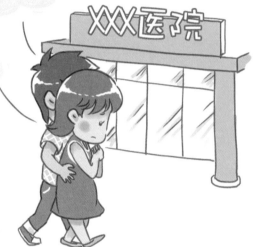

孕中期的产检项目是比较多的，前不久刚做完了 B 超大排畸，又到了做"唐筛"（唐氏综合征产前筛选检查）的时候了……听说这是判断胎儿患唐氏综合征危险程度的产检项目，心中不免有些忐忑。

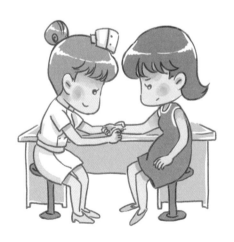

到了医院，排队挂号之后，医生要我去抽外周血做检查。于是就去找护士抽了一管血……

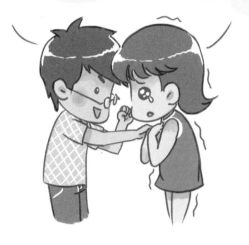

老婆别担心，咱俩身体都那么健康，一定能过的！

呜呜，但愿如此……

抽完血之后，医生交代我回家等着，一周之后再去医院取结果报告单。据说如果"唐筛"没通过的话，还要做羊膜腔穿刺术之类的，好可怕！！

终于，我们提心吊胆地等了一周之后，结果出来了，医生告知顺利通过了，哈哈，真的过了！！之前心里的一块石头终于落地了……

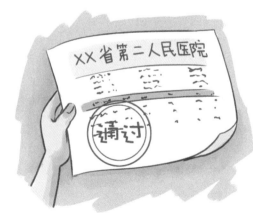

睡眠不好，胃口也变差了

最近几日晚上总有些失眠，不知道是宝宝胎动太频繁还是自己的心事太多了，好担心会影响宝宝的休息……

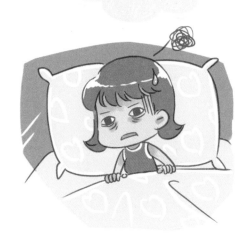

睡不着，睡不着……

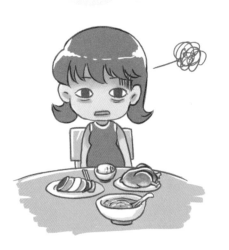

什么都不想吃……

每天醒来感觉整个人都好没精神啊，连吃东西都没什么胃口了，这样下去怎么得了……

谢谢老公！

老婆，睡前用热水
泡脚能改善失眠哦！

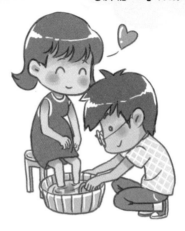

看来，是时候想点法子对抗孕
中期的失眠了，不仅是为了我自己，
更是为了肚子中的 baby 呀……

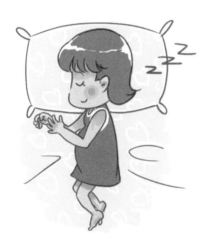

泡泡脚果然还是有用的，今天
的精神比昨天好多了呢。书上说，
睡觉时采取侧卧位也能缓解失眠，
晚上睡觉试一试……

睡前一杯热牛奶或者一个鸡蛋，
也是提高睡眠质量的良好食疗方式，
让我和宝贝都能在美食的安抚下进
入甜蜜梦乡，一觉到天亮……

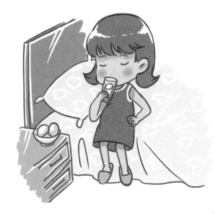

自己做蔬果汁，
补充维生素和矿物质

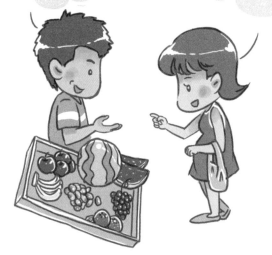

都说孕期要多吃新鲜的蔬菜和水果，但是五花八门的蔬果，到底有哪些能吃，哪些不能吃呢？现在每次去买东西我都要问清楚才放心。

但是，每次都要去问店主也不好，而且难免会存在有的店主不懂的情况，想想还是自己查查相关资料好了，不查不知道，原来有这么多不能吃的：芦荟、桂圆、黑木耳、马齿苋、杏仁等，但也有不同的说法，还是去问医生最可靠！

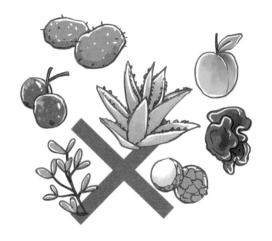

自制蔬果汁简直
是完美孕期必备！

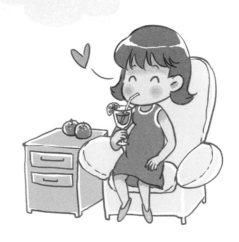

这下我就可以心安地吃蔬果啦，今天在家做了一杯鲜榨的柠檬橙汁，酸酸甜甜的，好好喝！关键是不含任何色素、香精之类的添加剂，安全又有营养！

每天喝一杯鲜榨果汁，不仅能补充自身和宝贝成长所需的维生素等营养，还能让自己的皮肤更白嫩，所以现在每天一杯果汁几乎成了我的固定节目。

多吃富含胶原蛋白的食物，对皮肤好

哇，胶原蛋白！！

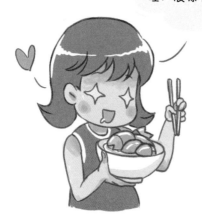

今天老公去菜市场买了猪蹄回来，说要给我大补一顿。想着满碗的胶原蛋白，我就没出息地开始流口水了……

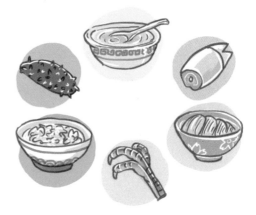

我决定了，以后要多吃富含胶原蛋白的食物，不仅是为了自己的皮肤，更为了将来能生出白白嫩嫩的宝宝！

和宝宝玩"踢肚子"游戏

啊，他踢我了！！

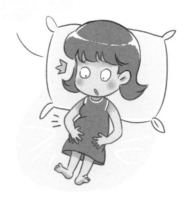

孕5月，宝宝已具备了四肢运动的能力，胎动也比较频繁，所以我没事就和宝宝玩"踢肚子"游戏，互动的感觉特别好。

宝宝，跟爸爸来玩一会儿游戏吧！

好呀，我最喜欢玩游戏啦！

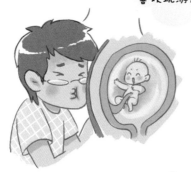

有时候老公也会一起玩，我会先轻轻抚摸腹部，与宝宝沟通一下信息，等他用小手或小脚给出"回应"时，再让老公轻轻拍打自己被踢、被推的部位，等待下一次"回应"。

"踢肚子"游戏

在孕期经常和宝宝一起玩"踢肚子"游戏，将来生下来的孩子，在听、说和使用语言技巧等方面可能会比别的孩子要强，并且出生后坐、立、行学得比一般孩子更快些。

这种"踢肚子"游戏最好在每晚临睡前进行，此时胎宝宝的活动较多，另外游戏时间不宜过长，以每次10分钟为宜。

是时候穿出时尚"孕"味了

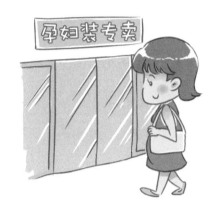

这个月我已经变成了一个真正的"大肚婆"，孕味十足，该去囤点孕妇装了……

都好美呀，我迫不及待想穿上了！

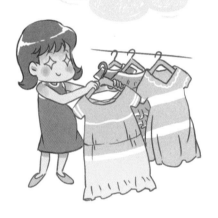

走进孕妇装专卖店，我看到好多超美丽的衣服，瞬间变成星星眼……

接下来，给大家介绍下我今天逛街的小收获。首先是背带裤，一定要选择面料舒适的，适合任何月龄，好穿又好搭配，所以必备1~2条。

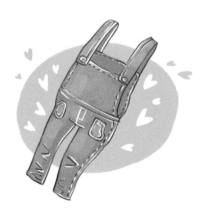

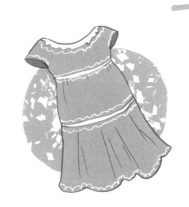

连衣裙可是爱美女性必不可少的，即使是孕妇装，也可以别具风格，不管是A字裙、背带裙还是公主裙，女人味十足，准备两三条都不嫌多！

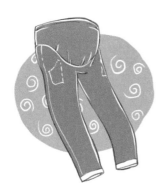

松紧裤的亮点在于腰部可以随着月份的增大而调节，尽量选择纯棉或者棉麻面料的，舒适又方便，必备三四条。

开心，满载而归！

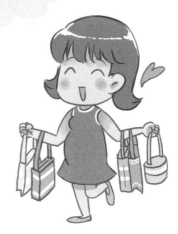

好吧，今天又败家了，不过心情是美丽的……

内衣一定要挑对

怀孕之后，乳房会随着孕期的增长而变化，孕妇内衣尺码怎么选？一般来说，下胸围比孕前大一个尺码，罩杯比孕前大 1~2 个等级。

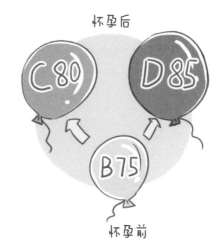

怀孕后

C80   D85

B75

怀孕前

前开式：
适合在家哺乳

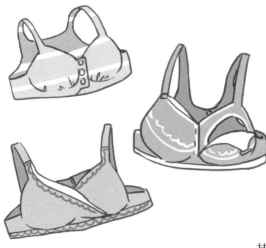

开窗式：
适合在公共场合哺乳

交叉式：
适合整个孕期穿戴，舒适又方便

其实，孕妇的内衣款式也并非那么单一，不同的款式有不同的优点。

男孩还是女孩,想知道吗

书上说,正常情况下,怀孕三个月胎儿已经基本成形,可以分清男女性别,五个月就更清楚了。我怀的到底是男孩还是女孩呢?好想知道呀!

国家规定,禁止透露胎儿性别,老婆你就别折腾了……

老公,下回产检,问问医生是男孩还是女孩吧.

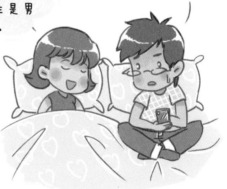

只要是老婆你生的,我都喜欢!

老公,你喜欢男孩还是女孩呀?

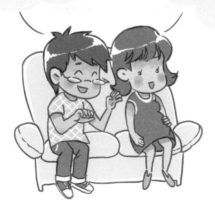

老公，听说怀女孩的话，从后面看，我显得很笨重。

是么？

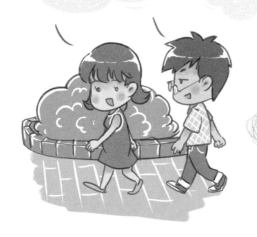

今天和老公出去散步，我又想起了男孩还是女孩的事情，那么问题来了……

能啊，你走路和熊一样……

你能从背后看出来我是个孕妇么？

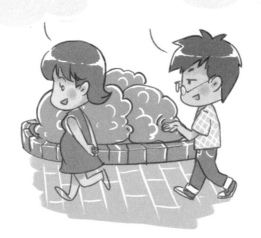

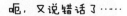

说谁是熊？你才是熊呢！！！

呃，又说错话了……

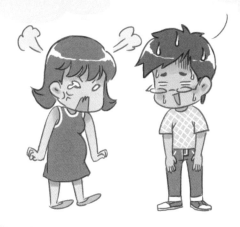

呃，老婆，不要纠结，只要宝宝健康就好了嘛……

老公，都说怀男孩的妈妈肚子尖，怀女孩的妈妈肚子圆，你看我呢？

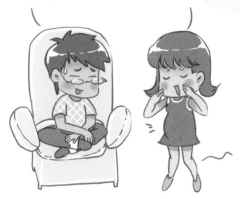

今天我听邻居说，怀男怀女还可以从肚子的外形看出来，不知真假，回家问问老公去。

宝宝，无论你是男孩还是女孩，妈妈都爱你，妈妈期待你的健康到来！！

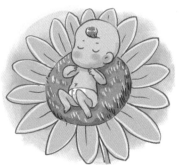

带"球"去旅行也不错

老公，我想带
宝宝去旅行。

好主意！！

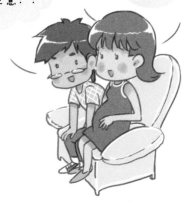

每天都在家里待着好无聊呀，想着我的早孕反应已经基本消失了，宝宝的生长发育也进入了相对稳定期，是不是可以考虑带"球"（大肚子）去旅行了？

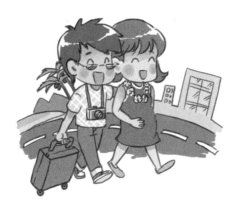

一场说走就走的旅行，从一个好天气开始。老公和我连夜做好了此次的出行攻略，然后就带上行李出发啦！

坐在海边，吹着海风，看着怡人的风景，整个人都放松了许多，我突然觉得怀孕和旅行一样，都是一件虽累但快乐的事情。

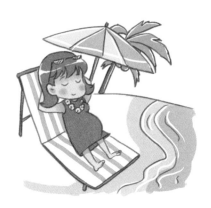

带宝宝一起出来旅游，好开心哦！

老婆开心就好！

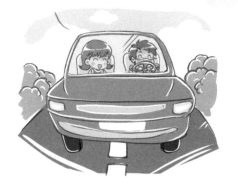

终于，为期一周的孕期短途旅行就要结束啦！这一路，收获了美景，收获了好心情，收获了老公满满的爱，也收获了宝贝的健康成长……

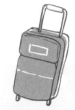

孕期旅行注意事项

孕妈妈容易疲劳，因此孕期旅行一定要做好详尽周全的旅行计划，确保万无一失。以下关于孕期旅行的注意事项，希望对你有帮助。

★衣物：携带的衣物应以穿脱方便的衣物为主，并根据目的地天气情况携带必要的保暖衣物等。

★旅行地：宜选择卫生条件好、交通方便的旅行地，尽量避开人多、嘈杂的地方。

★饮食：在旅行地不要吃不熟悉的食物，也应避免进食生冷、不卫生的食物。

★交通工具：不要搭乘快艇、摩托车等刺激性强的交通工具，乘车时应系好安全带。

★休息：旅游是一件比较耗费体力的事情，孕妈妈要量力而行，若途中身体不适，如出现腹痛、下体出血等症状，应立即就医。

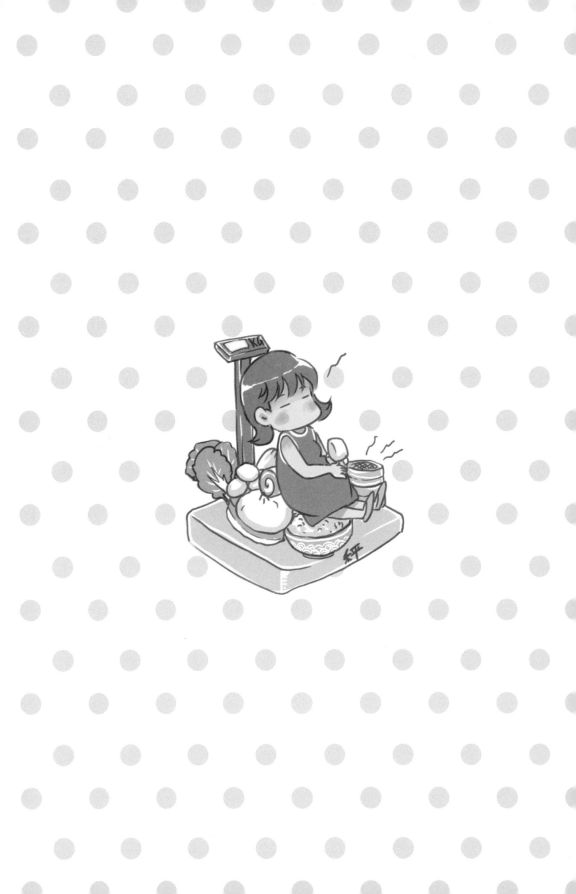

Chapter 06

孕6月，那些甜蜜的负担

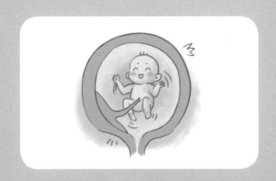

前方只剩下一小段路就要到达终点了，
我的生活也过得越来越平稳。
虽然偶尔也会有一些属于"大肚子"的烦恼出现，
比如变胖了、便秘，
偶尔爬个楼梯也觉得气喘吁吁，
但更多的是快乐和甜蜜，不是吗？

宝宝好像总在动来动去

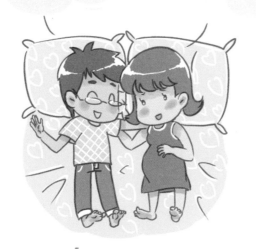

哈哈，将来肯定是个小淘气包！

老公，我觉得宝宝总在动！

六个月了，小宝宝越来越大了，好像总在肚子里动来动去的，一点也不安分，将来肯定是个淘气包吧！

妈妈吃饱了，我也有力气翻滚了。

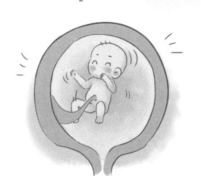

现在的我，每天感受到的胎动状态是：吃完早饭，轻轻地滚几下……

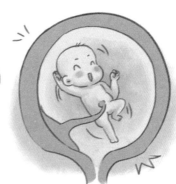

妈妈起来动动啦！

如果长时间坐着不动的话，就赏你一腿。

每天临睡前都很兴奋！

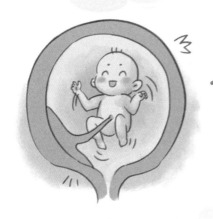

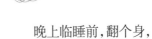

晚上临睡前，翻个身，踢踢腿……

别踢啦，妈妈要睡了哦。

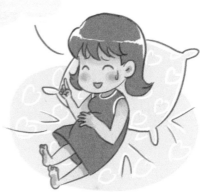

偶尔会感觉喘不过气

老婆，我们去公园散步吧！

好啊，那儿空气好好哦.

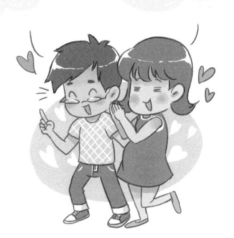

今天周末，天气不错，我和老公打算去公园散散步，带着胎宝宝一起，感受一下大自然的新鲜空气……

难道是刚刚走得太快了吗？……

胸闷得慌，这是怎么了？

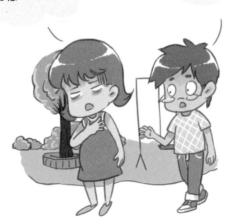

来到了家附近的公园，风景宜人，可是还没走几步，我突然有一种喘不过气来的感觉……

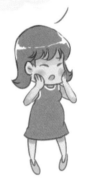
啊，会发胖的……

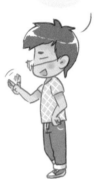
老婆，不要吃那么多高糖的食物哦！

我们去咨询了专科医生，原来是孕期激素刺激了呼吸中枢，影响了肺功能。要预防气短，首先从口入手，保证健康均衡的饮食，不要让自己长太胖。

该拖地啦！

遵命，老婆大人！

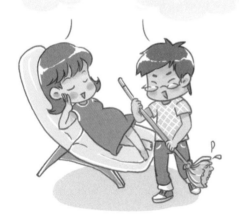

与此同时，运动也要量力而行，不要让自己喘不过气来，透支体力。家务活儿什么的都交给老公就好啦！

医生还特别强调，气短在晚上尤为明显，可能会导致睡不着。此时可以把枕头垫高一点，让肺部扩张开，帮助吸入更多的氧气。

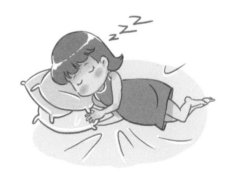

105

好可怕! 打喷嚏都会尿出来

今天我在家里看电视，突然打了一个喷嚏，隐隐觉得自己好像尿裤子了。我赶紧去厕所看一下，结果发现是真的，好可怕！！

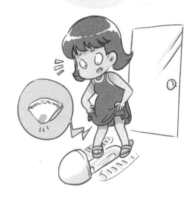

啊？？？竟然真的尿裤子了吗……

你这是孕期尿失禁.

天哪，这到底是怎么回事啊？赶紧去医院……经过医生诊断，原来是得了孕期尿失禁。

医生特别叮嘱，除了打喷嚏，咳嗽、大笑、运动等都可能造成尿失禁，需要特别注意了……

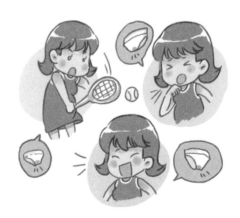

"大肚子" 出门总有种微妙的感觉

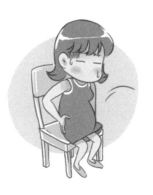

又过了一个月，这个月肚子变得更大了，去做产检时，医生提醒我，因为腹部越来越大，坐立行都要注意。唉，当妈的辛苦谁知道……

肚子大了，每次出门坐公交车，我都能感受到司机师傅和大部分乘客们满满的善意，大家对孕妈妈真的很照顾，好贴心。

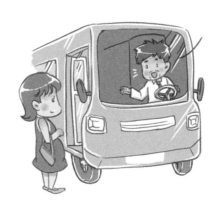

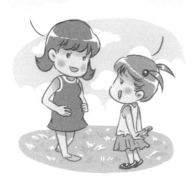
哈哈，有个小宝宝呀！

阿姨，你的肚子里有个气球吗？

除了坐公交车，平时我在外面散步时，总有几个好奇宝宝盯着我的肚子看，问我几个月了，探究是男孩还是女孩，真是美妙的感觉呢！

明显觉得自己变胖了

随着孕程的延长和月龄的增加，我明显觉得自己变胖了，孕前的苗条身材早已消失不见，变成了彻彻底底的"腹"婆……

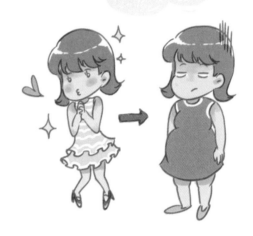

我变胖了，真的胖了啊！

什么时候可以"卸货"啊？

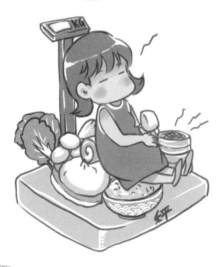

自从肚子里有了生命的种子之后，似乎每天都在为了他而各种吃各种补，一切为了孩子，于是就牺牲了我的窈窕身姿，没办法，等"卸货"我就减肥……

腿又疼又累，不想走路

这个月以来我的腿好像越发不听使唤了，特别容易累。

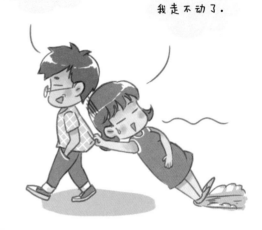

这才刚出来！

我走不动了。

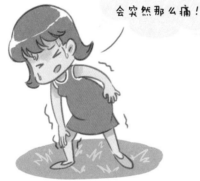

哎哟，腿怎么会突然那么痛！

如果走路时间长了，还会一阵一阵地发疼。

就连脚也有水肿的迹象了，真不知道接下来的日子要怎么扛过去啊……

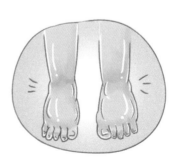

孕6月，得适当补点DHA

　　孕6月开始,得适当补充点DHA(二十二碳六烯酸,俗称脑黄金）了。DHA是促进大脑和视网膜发育的重要成分,对宝宝的智力和视力发育都很有帮助哦。

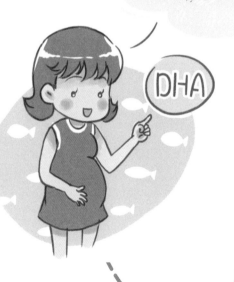

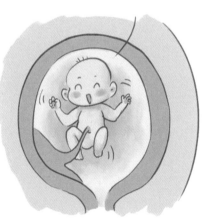

都说药补不如食补，虽然每天都喝DHA补充剂，但是如果能从食物中摄取，岂不是更安全？

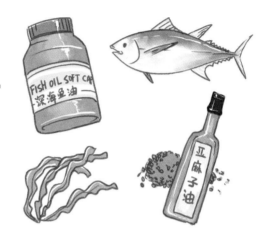

吃吃这些，宝宝更聪明哦。

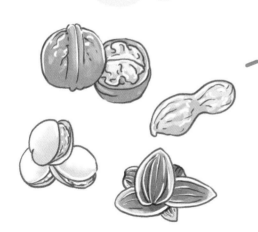

一些坚果类食物也能提供丰富的DHA，没事在家的时候我就会吃点坚果，然后想象着自己的宝宝在不知不觉中变得越来越聪明，哈哈……

孕期便秘，可以吃点麦片

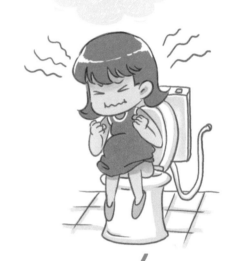

啊，痛苦中……

继上次的孕期尿失禁之后，最近，我大便也出问题了……好尴尬。

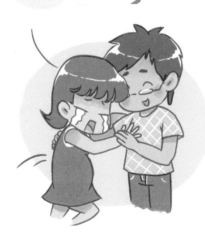

老公，怀孕好艰辛，呜呜……

便秘的感觉好痛苦啊，吃饭也不行，不吃饭也不行，真的是寝食难安，为什么怀孕要有这么多痛苦呀……

后来，闺蜜"宝妈一枚"推荐了我一款神器——麦片，神奇的燕麦片，含有丰富的膳食纤维，不仅能促进肠胃蠕动，对降低血糖和胆固醇也很有益处呢！

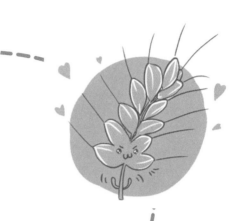

小小燕麦力量大！

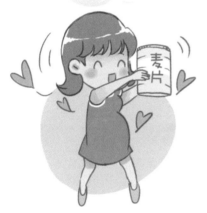

在闺蜜的建议下，现在我每天都会泡一杯燕麦片喝，有时候直接用开水冲泡，有时候还会加一点牛奶或者蜂蜜改善口感，便秘真的得到了缓解！！

孕期便秘

很多孕妈妈在孕中、晚期多多少少都会出现便秘的问题，其实，要缓解孕期便秘并不难，除了上面介绍的燕麦片神器之外，做到以下几点，也能帮你更快摆脱便秘困扰：

★多喝水，尤其是每天早上，建议空腹快速喝一杯温开水，洗刷肠道。

★平时喝点酸奶，补充肠道益生菌，帮助清宿便。

★新鲜的蔬菜和水果是膳食纤维的良好来源，是便秘的克星。

给宝宝取个小名真不容易

无论是大名还是小名，名字对于一个人来说是相当重要的。小名常在家人和关系亲密的人之间使用，因此，一定要"好听"又有寓意，读起来朗朗上口、音韵铿锵、活泼悦耳，让呼唤的人和被呼唤的人都能感到愉悦和祝福。

老婆，我们给宝宝起个小名吧！

可以啊，不过，起什么好呢？

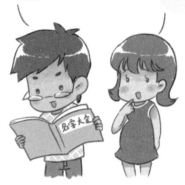

老婆，你的小名就叫囡囡，不如就给孩子起叠音名。

叠音名有点女孩子气，如果是个男宝宝，恐怕不太合适。

巧用叠音字。这种方法很简单，男孩女孩都适用，几乎任何一个读起来响亮、寓意美好的汉字都可以拿来直接起小名。

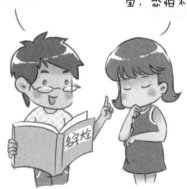

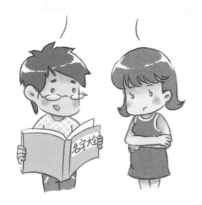

隔壁老陈家的孙女小名叫"灵儿"，不如我们也试试？

这种满大街的名字我们宝宝才不用！

巧用"儿"字。在单字后面加上"儿"作为小名也很常见，尤其适合女孩，不仅感觉可爱，而且叫起来更增添了一种亲切感。

巧用"小"字。往往只要在大名里抽取一个字，通常会是最末的一个字，加上"小"，就是很好的小名啦！

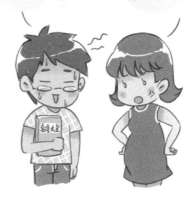

反正我们大名也想好了，直接加"小"字做小名吧！

你确定要这么随便吗？？

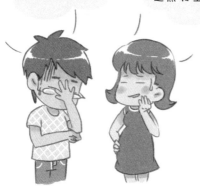

看来，取名是门技术活，小名也是！

这点我坚决赞同！

巧用好玩的字。有些字表面看起来没什么寓意，用作宝宝的小名却显得非常有趣，尤其适合用来给调皮的男孩子起小名。

数胎动是件有趣的事儿

胎动是胎儿正常的生理活动，妊娠 18 ~ 20 周的准妈妈便可以感知胎动了。每个胎儿的活动量不同，有的好动，有的喜静。准妈妈们的胎动数和时间会有所不同。

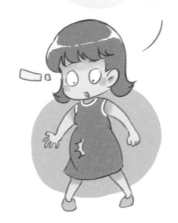

什么情况？谁在踢我？老公——

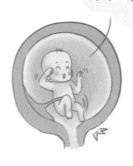

妈妈，来陪我玩呀……

胎动模式

★全身性运动：整个躯干的运动，例如翻身。这种运动力量比较强，而且每一下动作持续的时间比较长，一般为 3 ~ 30 秒。

★胸壁运动：由吞咽或打嗝等产生。短而弱，一般母体不易感觉到。

★肢体运动：伸伸胳膊、扭一下身子等，每一下动作持续时间一般为 1 ~ 15 秒。

★下肢运动：也就是我们常常感觉到的宝宝的踢腿运动。这种动作很快，力量比较弱，每一下胎动持续时间一般在 1 秒以内。

记录胎动

每天饭后各数 1 次胎动，因为餐后孕妈妈的血糖水平较高，宝宝也精神饱满，比较活跃。数的时候要静坐或侧卧，每次数 1 小时，再把这三次胎动次数的和乘以 4，就得出了 12 小时的胎动总数。

医生说，胎动的次数要每天都数一数哦！

好的，妈妈数，爸爸记录。

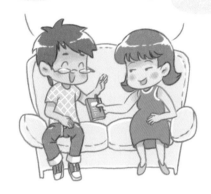

老公，今天上午宝宝比平时动得少，不会有什么问题吧？！

别自己吓自己！躺下休息会儿，放松心情，我们再数数。

当胎动明显减少时，不要太慌张，有可能是宝宝在休息，也有可能是你工作累了、饿了等，这些都会使胎动受到影响。这种情况下，只要让自己平复心情，找个轻松的环境侧卧下来，再等上一个小时，就又恢复了。

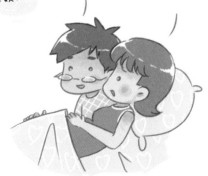

妈妈和宝宝的"悄悄话"

> 孕6月，胎宝宝已经可以听到来自外界的声音，如果你为他讲故事、唱歌、播放音乐或者跟他聊天，他都能听得见。所以，此时的孕妈妈可以和宝宝说说悄悄话了。

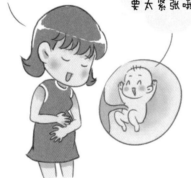

产检医生交代，这个月不要摄入过多糖类，注意能量平衡，否则容易引发妊娠期糖尿病。不过，有点担心宝宝营养不良。

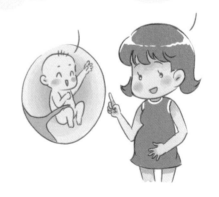

最近发现宝宝一天会出现好几次有节奏的胎动。医生说，这是宝宝在吞咽羊水时发出的声音，也是他在"练习"呼吸动作，让肺能快一点发育成熟，所以宝宝的"打嗝"并不是真正意义上的打嗝。

宝宝的胎动越发频繁，而我的子宫还不算太大，如果他经常翻滚打转，有可能会发生脐带绕颈的现象。

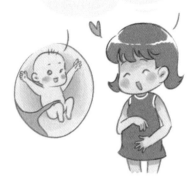

宝宝不要去玩脐带哦，如果被它绕圈圈了记得绕回来。

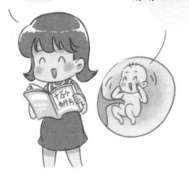

宝宝，妈妈今天给你读《十万个为什么》好不好？

好呀好呀！谢谢妈妈。

听说这一时期是胎儿大脑快速发育的时期，所以我准备以身作则，保持旺盛的求知欲，让宝宝不断接受刺激，促使脑细胞的发育。

进入孕6月，要开始小心提防早产了，避免一切引起早产的因素是我现在养胎的重中之重。

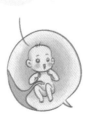

嗯，我会的！我要做健康的宝宝！

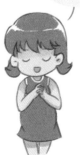

宝宝，虽然妈妈很想见你，但你要发育成熟后才能出生哦。

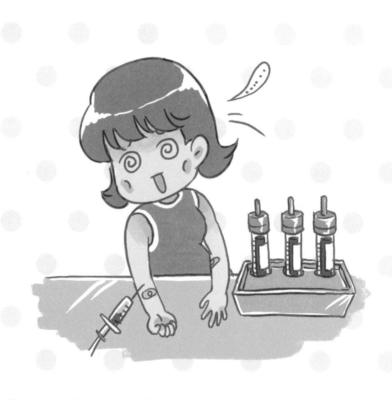

Chapter 07

孕7月，孕味越来越浓了

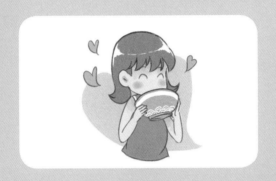

我的肚子是不是看上去已经很大了？
整个人也变圆了？
有点恐怖，是不是？
不过，还不止这些呢！
腰酸背痛、尿频、抽筋、失眠……
各种不适也纷至沓来。
我知道，
如假期般放松的孕中期真的已经结束了。

身体越发沉重，不适也多了

进入 7 月以后，宝宝个头越来越大，我的肚皮也越来越沉，总有各种各样的不适出现，让人只想赶紧"卸货"。

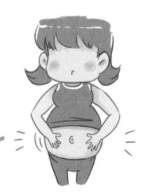

肚子越来越大，无论多宽松的衣服也挡不住……

我的腰！！

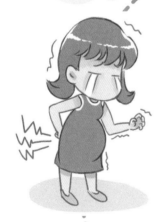

站久了会累，腰酸腿也发胀，只想赶紧躺下来。

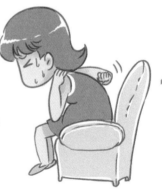

只坐一会儿就浑身酸疼得厉害。

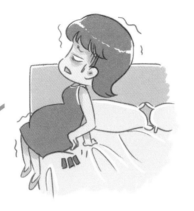

天啊，这酸爽！

耻骨也像要裂开一样地疼。

呀！又抽了！抽了！

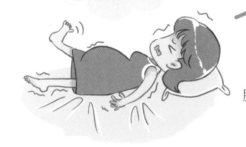

睡着睡着，冷不丁地，腿还会抽筋。

这日子什么时候才是头啊！

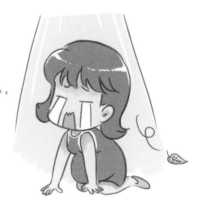

要记得，好情绪才能孕育出好宝宝。为了宝宝的健康，每一位孕妈都要调整好心态，学会微笑着面对孕晚期各种不适，不要被坏情绪所影响。

情绪也更加不稳定。

腿变粗了，脸也越来越圆

身体渐渐地开始有些水肿，尤其是小腿部。刚开始是脚踝，逐渐向上蔓延，水肿部位可随体位改变而改变。

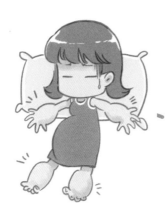

脚肿得很，米其林轮胎有没有?

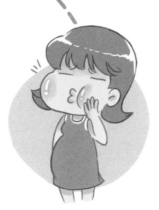

脸也越来越圆了，my god!

感觉自己就像是充了气的气球，还是特大号的那种。

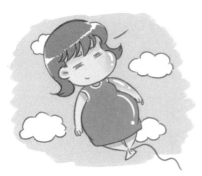

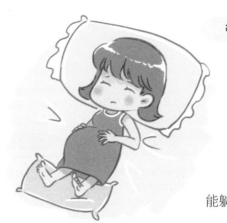

还是躺着舒服呀！

所以，现在我是能躺着就尽量少站。

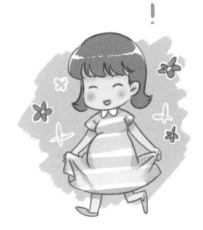

衣服也多是宽松舒适款。

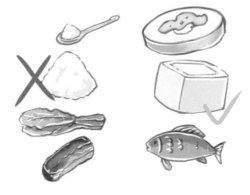

做菜要少放盐，少吃咸菜、咸鱼、腊肉等食物；冬瓜、豆腐、鲫鱼等食物可以消肿，可常吃。

125

老公正式晋升为"按摩师"

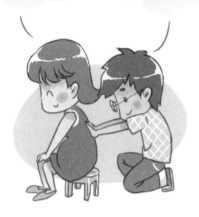

不错不错！！

感觉怎么样？

可能我就是属于容易水肿的那类孕妇，所以现在就是体现老公作用的时候了。他也非常"自觉"，每天下班回来都会特地抽出更多的时间来陪我聊聊天，按按摩。腰、背、腿，一处不落。

给准爸孕妈们介绍一个可以有效缓解腿部水肿的按摩方法：准爸两只手一上一下握住准妈妈的一侧脚踝，两手交替像拧毛巾一样轻轻拧搓式按摩，从脚踝一直按摩至大腿的2/3处。这种按摩方法可以起到促进血液循环的作用，有利于静脉血的回流，自然也就可以改善水肿。

完全没问题.

腿也要按.

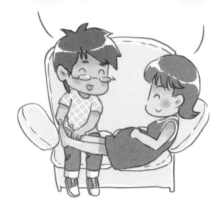

泡得暖暖的，晚上应
该不会抽筋，睡得也好些。

多少年没有享
受过这样的待遇呀~

由于小腿部水肿得尤其
厉害，而且晚上容易抽筋，
所以每晚睡觉前我都会泡泡
脚，有时候老公还会帮我按
按小腿。等到了床上，我感
觉浑身都暖暖的，非常舒服。

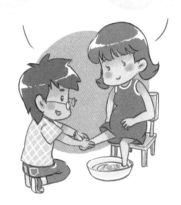

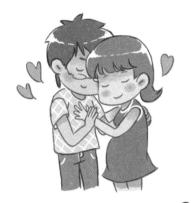

因为有了老公的陪
伴，感觉大肚生活也没有
那么辛苦了呢！希望每一
位辛苦的孕妈身边都有一
位温柔的准爸。

关于孕期按摩

★孕早期不建议按摩。一是因为孕妈此时尚未出现腰背痛、水肿
的困扰；二是因为此时妊娠仍不稳定，按摩不当会增加流产风险。

★孕中期和孕晚期才可以给孕妈按摩，前提是孕妈没有宫缩、阴
道出血等不适。

★按摩在睡前最佳，一般建议按摩15分钟即可。

★按摩时，准爸爸可在手上擦一些润肤油或润肤乳液，可以起到
润滑作用，以免损伤孕妈的皮肤。

可怕的 OGTT，终于过了

　　26 周的时候去医院做了口服糖耐量试验（OGTT），因为平时就爱吃蛋糕、巧克力、蜜饯之类的甜食，当时是带着忐忑、心虚和近乎悲壮的心情去的。

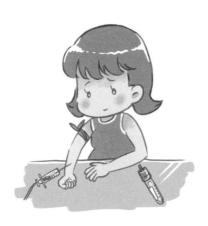

一大早空腹就赶到医院，先是抽了一大管血。

5 分钟内喝掉！　　好.

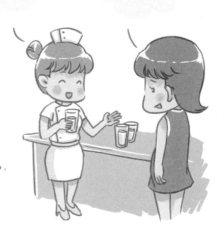

　　接着要在 5 分钟内喝完用 75 克无水葡萄糖粉兑的 250～300 毫升糖水。

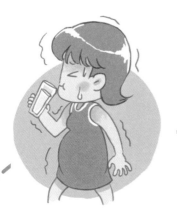

这种糖水跟甜食的"甜"不一样，完全是"苦哈哈"地喝完的。

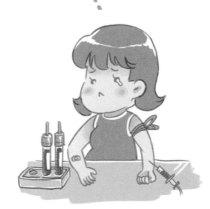

喝完后30分钟时、60分钟时各抽了一大管血，已经感觉到有点头昏脑涨了。

救命~~

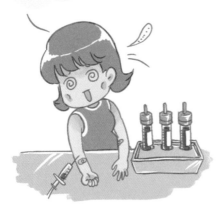

120分钟时、180分钟时再各抽血1次，几近晕倒。

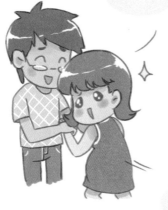

还好，还好！不是糖妈妈！

后来拿到结果，心才真正放下来。我想，这一天肯定会一生难忘，完全是煎熬式的体验。

晚上去吃韩式大餐。

好，我还要吃巧克力蛋糕。

鉴于这苦哈哈的一天，我和老公一致决定晚上去吃一顿好的，好好犒赏我"受累"的身心。

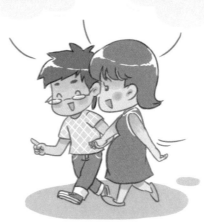

OGTT 检查注意事项

★做检查的前几天，要适当控制糖分的摄入，少吃甜食，如巧克力、果脯、蜜饯、蛋糕等。

★做检查的前一天晚上 24 点后就要停止进食。当天早晨不能吃任何东西，也不能喝水。

血糖高的妈妈应选择
低糖饮食

　　平时就爱吃甜食或者血糖高的妈妈要注意少吃糖分高的食物，特别是甜食，如巧克力、蛋糕等，吃水果也要尽量选择低糖水果，少吃糖分高的，如果脯、蜜饯等。

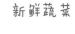
新鲜蔬菜

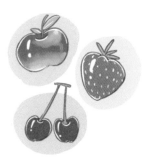

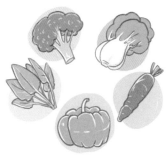

含糖量低的水果

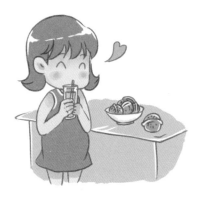

　　想吃零食了可以喝蔬果汁，吃些坚果，营养充足对宝宝好。另外，可以少食多餐。比如一天吃5~6餐，每餐可以少吃一点儿，这样可以避免餐后血糖迅速升高。

131

注意自己的血压

现在水肿得比较厉害，在医生的建议下我每天都会在家自己量血压，以防意外发生。为了方便我在家测量，老公特地买了一个血压计回来。

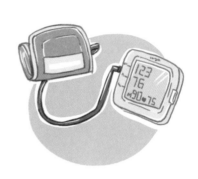

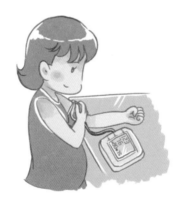

每天早上 7:30 左右起床，量 1 次血压。晚上 19:30 左右再量 1 次。每次测 3 遍，取平均值并记录下来。虽然有时候会觉得有点麻烦，但是为了宝宝和自己的健康，一定要坚持下来。

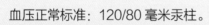

血压正常标准：120/80 毫米汞柱。

有异常要及时报告医生并采取措施。而且，一定要坚持定期去医院做孕检。

日常饮食中注意补充优质蛋白质和钙。每天蛋白质的摄入量要比孕早期多，而且动物蛋白质应占全部蛋白质的一半以上，要多吃家禽肉、鱼肉、蛋类等；并适当增加钙和植物油的摄入。盐会加重水肿，要少吃，太咸的食物也要控制摄入量。

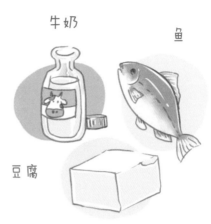

牛奶

鱼

豆腐

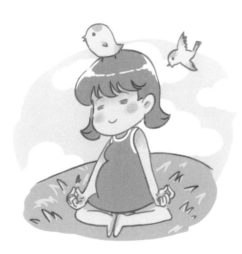

相信很多孕妈会因为各种不适而出现脾气暴躁的现象，一定要注意避免这种情况。因为坏脾气容易导致血压升高，对宝宝不好哦。

另外，太胖了容易患高血压，所以还要控制体重。此时，每个月的体重增长，最好不超过0.25千克。

妊娠中晚期补血非常重要

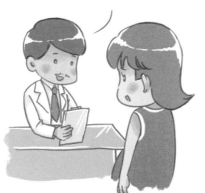

宝宝挺健康，不过自己也要多注意身体.

本月去医院体检，医生竟然说我有一点点贫血，最好能补补。宝宝后期的生长发育需要很多很多的铁，妈妈的身体有可能供不应求。

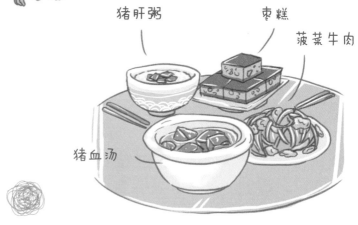

猪肝粥

枣糕

菠菜牛肉

猪血汤

于是在医生的建议下，我开始"疯狂"补血。老爸老妈特地从老家赶过来，带了好多吃的，有乌鸡、大枣、鱼和其他各种美食，每天餐桌上都是各种各样的补血食品。

求放过…… 要喝光！

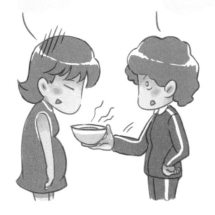

每天都要喝孕妇奶粉，补铁剂。老妈每天还会炖各种红枣乌鸡汤、阿胶补血汤……再好吃的东西也会腻，再说这样真的不会补过头吗？

不过一切"爱的折磨"都是值得的，毕竟宝宝健康最重要。如果孕妈们有妊娠贫血的现象，一定要注意积极预防，最好是食补。如果情况严重的，可以在医生的建议下，适当药补。

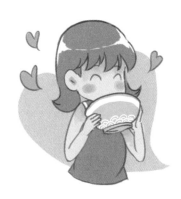

预防妊娠中晚期贫血

★孕前及孕早期就要多吃含铁丰富的食物，如动物血（猪血、鸭血）、畜瘦肉、禽肉、动物肝等。豆制品和面粉制品含铁丰富，肠道吸收也比较好。

★多吃新鲜水果和蔬菜。新鲜蔬果中含有丰富的维生素 C，维生素 C 有助于铁的吸收。

★如果是叶酸缺乏性贫血，孕前和孕早期都要服用叶酸补充剂，平时也要多吃含叶酸丰富的食物，如动物肝肾、鱼蛋类、绿叶蔬菜、坚果等。

最美不过是孕妈

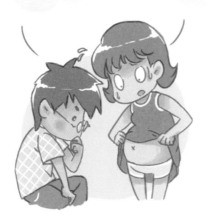

有一天晚上，和闺蜜（也是"孕妈一枚"）视频电话的时候，闺蜜跟我说她长纹了，长纹了……听说妊娠纹一旦长了就很难彻底消除，吓得我赶紧找老公帮我看一下。

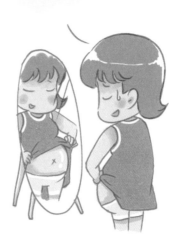

记得怀孕五六个月的时候是没有长的，现在自己也看不到肚子下面，都快忘了这事。虽然有老公的一再保证，不过我还是不放心，赶紧跑去照镜子。

这样就不会
长纹了吧？！

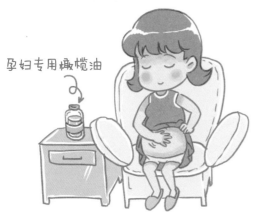

孕妇专用橄榄油

还好早早地（孕 5 月时）就开始抹专用橄榄油预防了，不然以后就要化身为"美洲豹"了。所以说，孕妈也要保养啊！虽然平时麻烦些，不过为了美，一切都是值得的。

我要做一个快乐的孕妈，一个美丽的孕妈，一个不长妊娠纹的孕妈。

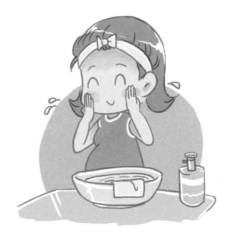

虽然说由于孕期激素改变和体质影响，有些孕妈在怀孕期间会长妊娠斑、妊娠纹或出现其他的一些问题，不过很多都是可以提早预防的。孕妈们平时就要注意皮肤保养，用一些孕妇专用产品。还是那句话：最美不过是孕妈。

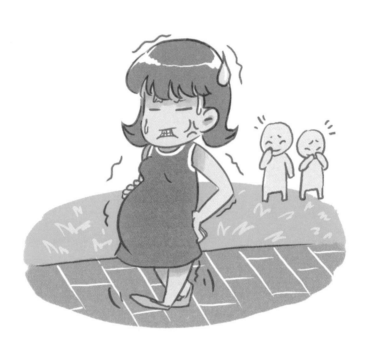

Chapter 08

孕 8 月，大腹便便的日子
不好过

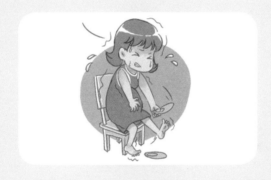

每一天我都能感觉到自己的身体在为宝宝的到来时刻准备着。
肚子胀、笨重、疲劳、疼痛、吃不香也睡不好……
但这都不是事，
因为我知道，
有一个小生命即将到来，
他就是支撑我走下去的最甜蜜的"腹蛋"。

胸闷气短，吃不香也睡不好

进入孕 8 月，胃口变得越来越差了，总是吃一点点就吃不下了。即便吃了食物，也总是觉得胃里不舒服，食欲变差。这或许跟宝宝越来越大，子宫随之增大，子宫底上抬把胃部推高了有关吧。

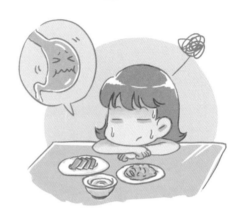

没胃口……

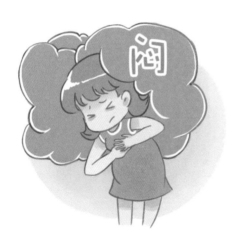

不仅仅是胃口不好，时不时地还会感觉到胸闷气短，觉得喘不上气来。因为孕妇体温高，总是非常怕热，尤其是在夏天，这种憋闷感更为强烈。医生说，随着小家伙脑袋逐步降入骨盆，这种不适感会减轻。

现在又开始频繁地去厕所，膀胱被挤得更小了。这倒是不奇怪，毕竟宝宝已经这么大了。应对这种时常会有的尿频情况，我现在也算是轻车熟路了。

哎呀妈呀，
快快快……

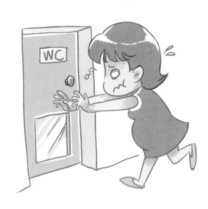

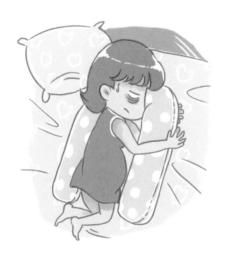

睡觉也是个大问题。无论是夜晚睡眠还是白天躺卧，都觉得不舒服。更可怕的是最好保持左侧卧。这样吃不香也睡不好的日子可真难过。

虽然这时你会感觉到诸多的不适，更容易疲惫，但想想即将诞生的小生命，无论怎样的痛苦，孕妈们都可以承受。再坚持一下，和宝宝一起加油！

挺着个大肚子真是又窘又累

每天挺着个大肚子，总会有各种各样的窘事出现，有时候真是让人哭笑不得。比如，因为脚丫肿得厉害，所以平时总要迈着"鸭子步"慢慢走路，而且还摇摇晃晃的，引起路人围观。

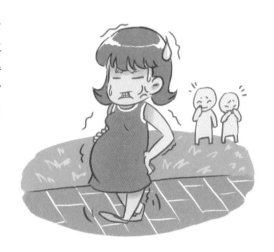

鞋也不能好好穿！

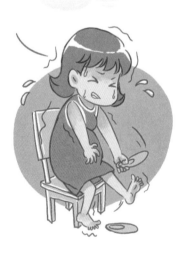

偶尔钱包、钥匙什么的掉在地上，也不敢立马去捡，总是扶着腰慢慢去"够"，费劲极了。穿鞋也变成了世纪大难题，还不能穿拖鞋，怕滑倒，所以肚子大了以后经常需要老公帮忙。

还在上班的时候，女同事们都喜欢摸我的肚子，大伙轮班地摸，有的人还会按几下。后来回到家待产，各种亲戚、朋友、邻居、大人、小孩，又开始了"摸肚子大业"，有时候还会评头论足，简直不堪其扰。

什么鬼，为什么都对摸孕妇肚子这么感兴趣？

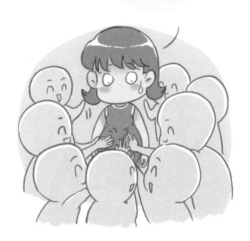

哇~~

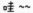

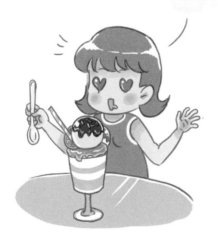

各种忌口，焦躁难忍，好久没吃冰激凌，没喝冰镇饮料了。因此，偶尔被准许吃个冰激凌简直高兴得不行。

怀孕就是这样，有苦有累更有甜，为了肚子里的宝宝，孕妈们要暂时忍过这段时间，多想想快乐的事，日子就过得更有滋味。

和老公一起上孕妇课

因为是第一次当妈妈，所以一怀孕就开始买各种孕产书、故事书，搜罗各类孕产网站，加入各种准妈妈群，忙得不亦乐乎。我想准备足足的，生娃时肯定会更顺利。

原来宫缩是这样的啊。

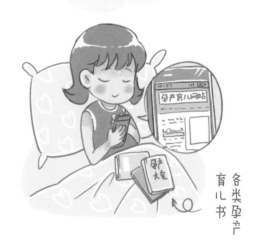

各类孕产育儿书

明天周四，要上课，早点睡。

好.

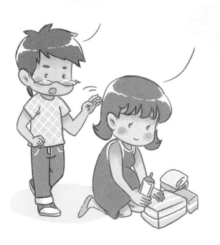

现在又开始紧锣密鼓地上孕妇课，老公比我还积极，总是提前就跟我说，并准备好携带的物品和要了解的问题。虽然我总是说要跟老妈一起去更方便，但是不得不说，有老公陪着非常安心。

生产时可以将轻柔用力和屏住呼吸用力配合起来。

这样听起来还是会痛啊！

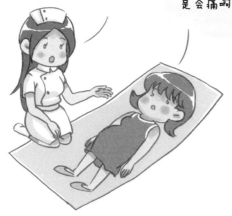

到第二天的上课时间，我和老公早早就到了，不过还是好多人。45 分钟的课程很快就结束了，上完课专门有护士教孕妈们分娩时怎么呼吸和用力。

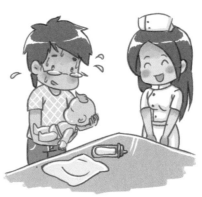

课后，老公还学到新技能——抱宝宝。看着老公和很多准爸们一起学习怎么抱宝宝，怎么给新出生的宝宝喂奶，实在是件幸福的事！

关于孕妇课

★一般所在的建档医院都会有免费孕妇课，时间和课程都安排好了。社区活动有时候也有孕妇课程。

★肚子大了以后去上课最好有家人陪同。

★一节课一般 30 ~ 45 分钟。

★建议每一位孕妈有空就去听听课，可以帮助孕妈们做好身体和心理准备。

那些小心翼翼守护宝宝的日子

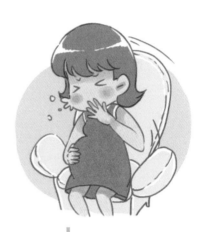

到了孕晚期，每天都小心翼翼的。出门也是时刻警惕，生怕宝宝受到影响，提早出来。打喷嚏都不敢使劲，生怕把娃给"震"出来。

宝宝你要乖乖的哦！

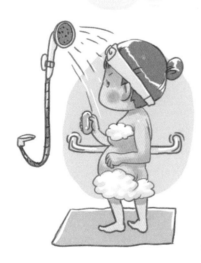

一言不合就便秘，吃好多好多蔬菜也便秘。便秘还不敢蹲太久，万一娃"掉"出来怎么办！！！平时生活起居，比如上下床、走路、散步等，都是尽量慢动作，以免惊到宝宝。洗澡时更是加倍小心，生怕跌倒了。

坐电梯时，都是手不离肚，时刻保持警惕。看到一堆人凑热闹，就会躲得远远的，绕道走，毕竟现在宝宝第一。

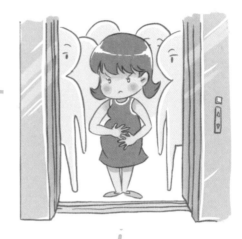

吓死本宝宝了！

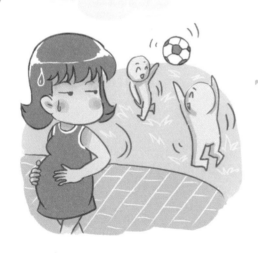

虽然 8 个月左右的时候宝宝的状态已经基本稳定了，但是在生活中还是要加倍小心，因为孕妈的一点疏忽都有可能引起宝宝早产。

外出时一般都是拉着家人一起，看到任何球形的物体飞奔而来，都是赶紧：护肚—转身—离开，一气呵成。

147

长毛什么的一点儿也不美

因为怀孕，体内的孕激素、雌激素上升，雄性激素也跟着一起升高了。然后，我变得"毛茸茸"的了……其实我想说，虽然这是正常的现象，但还是太丑了！

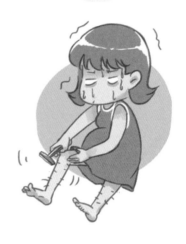

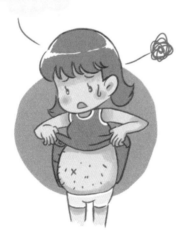

肚子上也长出好多细毛，好可怕！！！跟老公提起来，老公完全一副"事不关己"的态度，真该拖出去杖责一百下。

孕期出现的很多困扰，会随着生产后身体的恢复慢慢消退。因此，孕妈们放宽心，要知道，怀孕的女人才是最美的。

千万别让自己长得太胖了

已经 8 个月，肚子越来越大，体形也越来越胖。在医生的建议下，现在每天早上起来都坚持测量体重，不过数字还是一路飙升，欲哭无泪。想想孕早期时，脸没那么肿，腰还没变粗，偶尔拍个照，也是美美的。

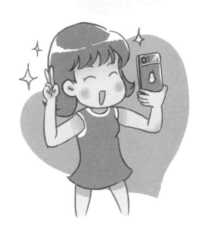

不错哟，再来一张！

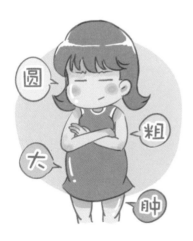

圆 粗 大 肿

现在……简直太笨重！总担心宝宝出生以后自己升级成"中年大妈"，不过这就是孕妈啦，可以长胎，但是不能长肉。体重增加一定要做好计划，这样可以避免长太胖。

孕晚期由于胎宝宝的迅速生长，孕妈的体重上升也会很快，很多孕妈的体重都会超标。这一时期，孕妈要经常监测体重，发现体重增长过快就应在饮食上加以纠正并适当控制高热量食物的摄入。

149

肚子总是胀胀的，是不是要生了

难道就要生了？

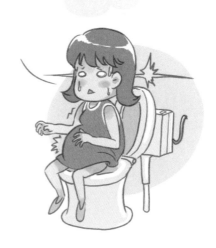

这两天早上起床上厕所前后，我偶尔会感觉到肚子一阵阵发紧，担心宝宝会提前出生。听说有的宝宝8个月就会生出生，我总感觉有点慌，希望一切顺利。

宝宝，你一定要乖乖的哦。

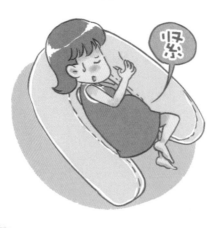

晚上睡觉时，我偶尔也会有这种感觉，肚子一阵阵发紧，摸起来还感觉硬硬的，就像"宫缩"一样。左侧睡也没用，"孕妇神器"（孕妇U形枕）也缓解不了这种感觉。希望我们家宝宝一定要乖乖在妈妈肚子里待足月哦。

为此，老公也是特别担心，随时处于"受惊"状态，晚上也睡不好。为了早日脱离这种战战兢兢的日子，我们一致决定第二天就去看医生。

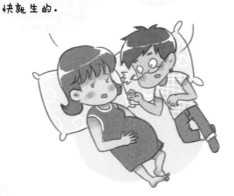

哪有这么快就生的。

明天去看医生啊！

宝宝很健康哦！

真好。

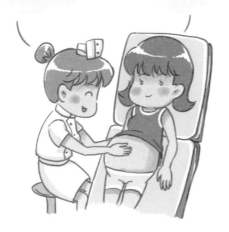

幸好医生说这种情况也较为常见，并没有太大影响。医生还说宝宝现在是头朝下了，但愿他会一直这样待着。这样妈妈可以少受罪，足月宝宝出生后也会更健康。

如何鉴别"假性宫缩"

进入孕8月，有些孕妈会出现"假性宫缩"的现象。而且这种现象出现的时间一般没有规律，程度时强时弱，也不出血。这时，孕妈们不用过于担心，这多是因为胎头下降，子宫下部受到牵拉刺激导致的。不过，如果这种现象频繁出现，孕妈还是要及时去看医生。

异常的胎动一定要注意

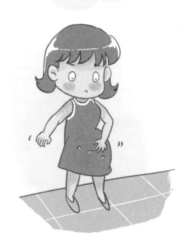

宝宝你还好吗？

　　最近几天突然感觉宝宝的胎动情况很不好，记录下来，整个白天才动了不到 20 次。开始我以为宝宝睡着了，但是轻拍几下他又会动几下。有时候宝宝还会突然频繁踢动，真是让人忧心。

有点脐带绕颈，不过不严重，一段时间后会自己好的。

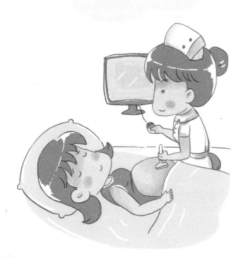

　　虽然说身体上并没有什么不舒服的感觉，但还是被拉着去看医生了。医生说宝宝有点脐带绕颈的情况，不过并不严重。

宝宝是很聪明的，当有不适感时他会主动摆脱"窘境"。有时候胎动就会比较慢，有时候就会左动动、右动动，当宝宝转回来时，脐带缠绕自然就解除了。

宝宝，妈妈肚子里有根长长的脐带，跟你连在一起，现在有点绕圈圈，要记得自己绕回来哦。

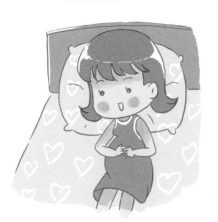

好的，妈妈！

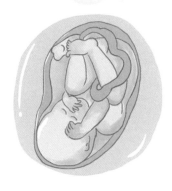

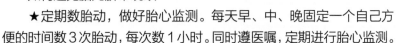

如何避免胎儿脐带绕颈

★定期数胎动，做好胎心监测。每天早、中、晚固定一个自己方便的时间数3次胎动，每次数1小时。同时遵医嘱，定期进行胎心监测。

★适当活动。散步、孕妇体操都是非常适合的活动，应避免进行过于猛烈的活动。

★适当的胎教。给宝宝胎教，能避免宝宝在腹内活动太猛烈。在进行胎教时要选择曲调舒缓、优美的乐曲，比如钢琴曲、乡村音乐等。

★充分的休息。良好的休息有助于胎儿养成较好的活动规律，避免胎儿长期处于过度兴奋、活跃状态，可减少脐带绕颈的危险。

做好分娩前的心理准备

肚子越来越大，第一次真切地意识到自己再有1～2个月就要生了。总感觉自己还没有准备好呀……宝宝会在预产期准时出生吗？还是会提前？万一在外面的时候提前破水了怎么办？

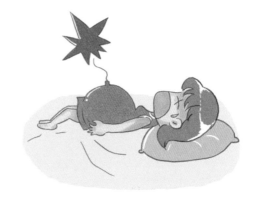

临近生产，总感觉自己怀揣着一颗定时炸弹。

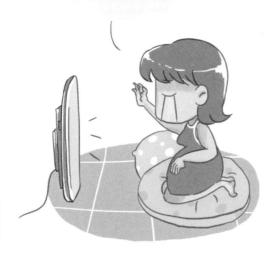

啊，好恐怖！

几乎是从刚怀上的那一刻起就想着赶紧"卸货"，但真正到了快生产的时候又觉得有点慌乱和害怕。看到网络上的相关顺产记录文字更是吓到不行。

到底是要顺产呢，还是剖宫产呢？想顺产，怕疼！想剖宫产吧，也疼，还恢复慢！想喂母乳，希望对宝宝好，但是又担心喂完奶，胸直接"塌"了。心真累！

到底怎样才好嘛……

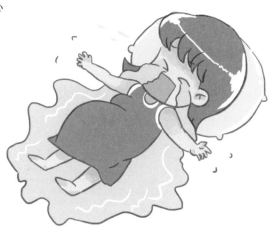

妈妈，我爱你哟！

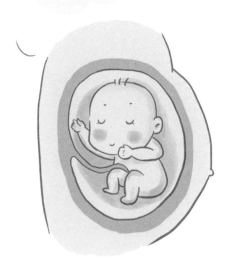

但这都不是事，因为你知道，有一个小小的生命即将到来，他就是支撑你走下去的最甜蜜的"腹蛋"。

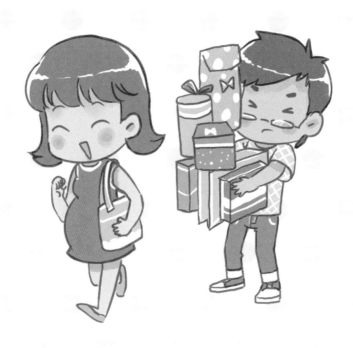

Chapter 09

孕9月，再坚持一下

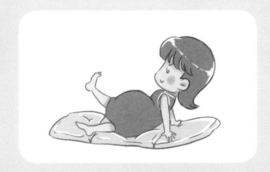

临近宝宝出生的这段时间总是显得非常漫长，
身体上不舒服的感觉好像被放大了。
我努力学习着各种分娩知识，
做着生产前的准备，
只为顺利诞下宝宝。
我可爱的小天使，
你也准备好要和妈妈见面了吗？

该给宝宝囤货了

老婆，拿去随便刷。

老公真大方！

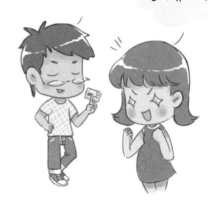

准妈妈们最快乐的事情之一就是为宝宝准备衣物，一件件小衣裳，精致的宝宝用品，使妈妈的心都被爱融化了。

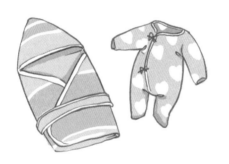

我们要为宝宝准备 2 ～ 4 套衣物，胎帽 1 ～ 2 个，或者准备 2 ～ 4 件连体衣服，衣服要选系带的。毯子、包被、床单、隔尿垫，尽量都是纯棉质地的。囤衣服之前，还要考虑季节、性别等因素。

宝宝的喂养用具也要备好。奶瓶准备 2 个，安抚奶嘴、奶瓶刷、奶瓶消毒锅各 1 个。若为母乳喂养，则只需要小罐奶粉，以备不时之需。新妈妈是上班族，可以多买奶瓶和吸奶器，为宝宝提前储奶用；若为人工喂养，则需要多准备奶瓶和奶粉若干。

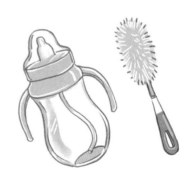

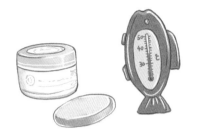

当然，也少不了宝宝的护理用具。尿布或纸尿裤，婴儿手帕，湿巾，护臀霜，婴儿洗衣液，洗发、洗澡液，洗澡巾，浴巾，爽身粉，按摩油；宝宝专用的指甲剪、挖耳勺、安全别针、水温计等。

婴儿推车、背带，是为宝宝出行准备的。宝宝的小床最好购买可以用 3 ~ 4 年的实木床，一定要结实。再给宝宝备一个质量好、大点的浴盆。

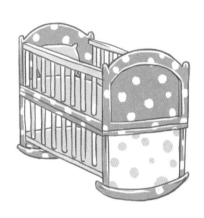

老公，纸尿裤的型号都有好几种呢！

没事儿，买买买！

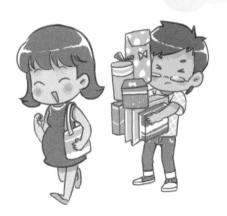

给宝宝囤货，要让准妈妈当"指挥官"，准爸爸当"勤务兵"，这样才能在准妈妈不劳累的前提下，将宝宝的物品尽可能地准备齐全。

顺产还是剖宫产？一定要提前想好

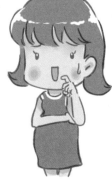

顺产还是剖宫产，一直是让许多准妈妈为难的问题，让准妈妈颇为苦恼。

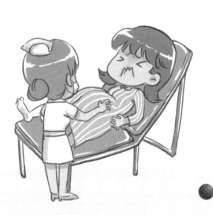

顺产的宝宝更健康

顺产的宝宝与剖宫产出生的宝宝最大的区别，在于经过阴道的挤压，宝宝肺部的发育会出现很大的不同。在生产过程中经由产道的挤压和摩擦，可刺激胎儿的身体和神经，促进呼吸道内羊水的排出与吸收，使胎儿的肺部顺利鼓起来，从而使得肺部能迅速拥有良好的换气功能，出生后能自主呼吸。

另外，顺产宝宝，大脑也会受到挤压，这对宝宝智力的发育也有好处，有调查显示，患有多动症的宝宝中有很大一部分都是剖宫产，这说明两者之间可能存在一定的关联性。

剖宫产并不能真的避免疼痛

有部分准妈妈因为想避免分娩疼痛而选择剖宫产，但是往往要在麻醉过后忍受相当长时间的疼痛，毕竟腹部有 10 厘米左右的切口。而且，剖宫产的恢复周期比自然生产的恢复周期要长很多，自然生产基本产后 2 天即可出院，但剖宫产最少需要 4 天，疼痛时间自然也长。

还有些准妈妈因为追求特定的出生时间选择剖宫产也是不明智的。要相信，宝宝自己选择的时间才是最合适的。当然，还有无法避免只能选择剖宫产的情况：

★产道异常；

★产前出血；

★胎儿异常；

★临产孕妇有重度妊娠高血压综合征或合并心脏病、肾脏病，难以忍受阴道分娩等情况。

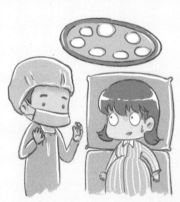

我们先请教一下医生，如果没有以上情况，我们还是选择顺产吧！

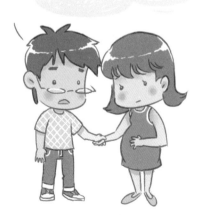

所以，一定要按时产检，搞清楚自己更适合哪种生产方式，以便生出一个健康的宝宝。

给老公安排点具体事

越接近生产，准妈妈越容易感到焦虑。准爸爸需要了解足够多的有关孕产方面的知识，平时多与妻子产检所在医院的医生交流、沟通，做到胸有成竹、心中不慌，才能更好地安慰和放松妻子，做准妈妈的精神支柱。

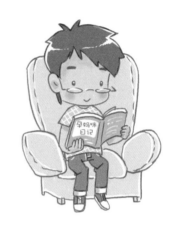

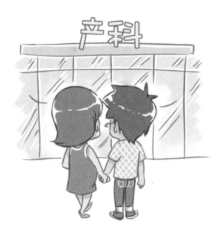

临产前，有条件可带着准妈妈一起去了解病房、产房的环境，熟悉自己的医生。熟悉的环境会让准妈妈感觉舒服、放松。

临近生产，应该有许多事情需要外出办理。但是，孕晚期准妈妈的行动受限，此时的准爸爸要尽量陪着准妈妈一起，如帮准妈妈开车，陪着买东西、提东西等。

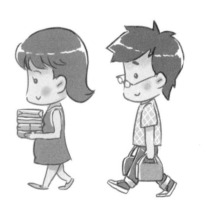

让人难受的胃灼热

怎么还不睡，都 23：30 了？

睡不着，胃太难受啦！

到了孕晚期，随着胎儿的不断长大，腹部的空间越来越小，胃会被挤压，从而造成胃酸被"推"向食管，导致反酸和胃部烧灼感。

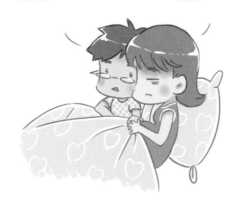

如何缓解胃灼热

★发生胃灼热期间，少进食易引起胃肠不适的食物和饮料，如碳酸饮料、含咖啡因的饮料、酸性食物、肉类熟食、含薄荷的食品、脂肪含量高的食品等。

★白天尽量少食多餐，使胃部不要过度膨胀，就可减少胃酸的反流。睡前 2 小时不要进食，饭后半小时至 1 小时避免卧床。

★放慢吃饭的速度，细嚼慢咽。不要在吃饭时大量喝水或饮料，以免胃胀。吃东西后嚼块口香糖（最好是无糖型的），可刺激唾液分泌，有助于防止胃酸分泌过多。

★穿着宽松舒适的衣服，不要过紧地勒着腰和腹部。睡觉时多垫几个枕头或楔形的垫子。

适当做些助产运动

　　对于孕晚期的孕妇，适当运动可以增加背部和大腿肌肉的力量以及会阴部位皮肤的弹性，有利于顺利分娩。但是由于体重增加，身体负担重，运动时一定要特别注意安全，以慢为主，不能过于疲劳。

我陪你们一起，我要保证你们娘俩的安全！

宝宝，和妈妈一起去运动吧。

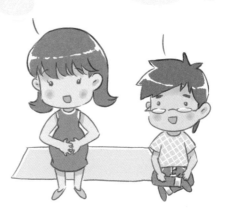

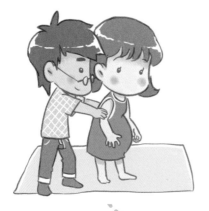

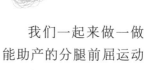

　　我们一起来做一做能助产的分腿前屈运动吧！第一步，准爸爸扶着准妈妈坐到垫子上。

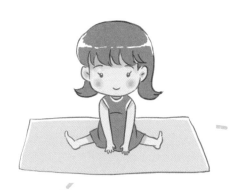

第二步，准妈妈两腿尽量分开，感觉舒适，伸直脚跟。脚趾上翘，把双手放在身体前面的地板上，脊柱不要弯曲，前后摇晃身体。

第三步，双手向前移动，保持背部平直，胸部尽量向前。

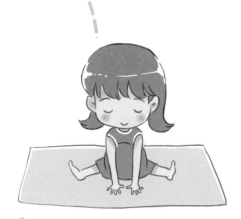

第四步，双手向背后伸，伸直背腰部，保持一段时间，以感觉舒适为度，均匀地深呼吸，吸气收回双手，抬头，脊柱直立。恢复自然坐姿，并拢双腿并抖动，放松肌肉。

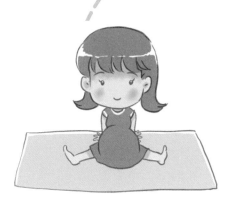

165

姐不是胖，姐只是肿

老婆，你好像又变胖了，看你这大象腿。

姐不是胖，姐只是肿！

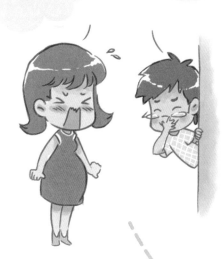

进入孕晚期后，我每天要特别注意一下自己的脚和腿，看看有没有水肿的发生。因为此时我的肚子已大到一定程度，有可能会压迫到静脉，使血液回流受阻，此阶段较易出现下肢水肿现象。

如果发现自己出现孕期水肿，一定要低钠饮食。穿着也要合身，以免过紧的鞋袜影响下肢血液循环，加重水肿。腿部运动和按摩能帮助缓解水肿，准妈妈要经常动一动，准爸爸要体贴地给老婆按摩哟！

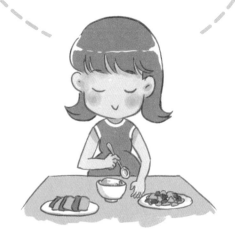

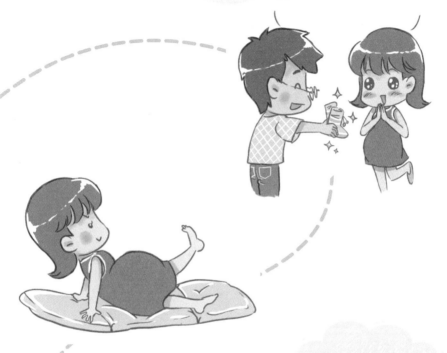

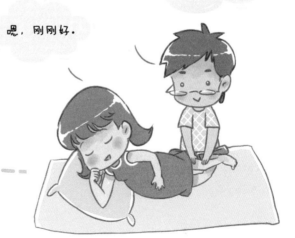

患上如厕恐惧症怎么办

孕妇体内分泌的大量孕激素，会引起胃肠道肌张力减弱、肠蠕动减慢，而且，不断增大的子宫会挤压胃肠道。尤其是妊娠晚期、胎头进入骨盆后，肠道受到的机械性压力增大，常伴有痔疮形成。有些孕妇怀孕前就有便秘的毛病，怀孕后行动不方便，加上痔疮发作疼痛，使得孕妇对排便有种恐惧感，刻意减少排便，这样会使便秘情况更加严重。

 还没有便意呢.

 老婆，是时候去厕所了哦!

养成定时大便的良好习惯。可在晨起、早餐后或晚睡前，不管有没有便意，都应按时去厕所，久而久之就会养成按时大便的习惯。

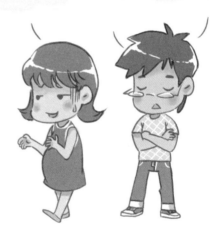

要注意搭配好膳食，多吃一些含纤维素多的绿叶蔬菜和水果。粗纤维有刺激消化液分泌、促进肠蠕动、缩短食物在消化道通过的时间等作用。粗纤维在肠道内吸收水分，使粪便松软，容易排出。

适当进行一些运动，促进肠蠕动，缩短食物通过肠道的时间，并能增加排便量。

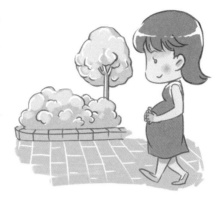

来，喝了这杯水，不便秘哦！

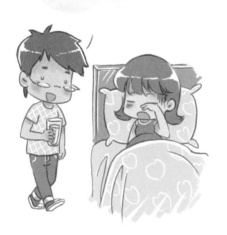

每天早晨空腹饮一杯温开水，也是刺激肠蠕动、有助于排便的好方法。

老婆，老公牌蜂蜜水，来，喝掉！

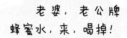

蜂蜜有润肠通便的作用，可调水冲服。

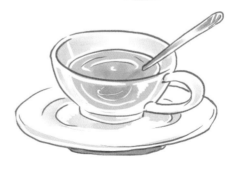

随时做好入院待产准备

虽然说准妈妈计算过预产期，但这只是大约的生产日期，随着胎儿逐渐发育成熟，在预产期前后2周内分娩都是正常的。因此，在预产期到来前的3～4周，准妈妈和准爸爸就有必要着手入院待产的准备工作了。

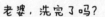

老婆，洗完了吗？

每天洗澡，清洁身体，修剪指甲，但要注意安全，不宜长时间地进行热水浴。

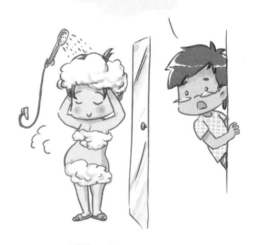

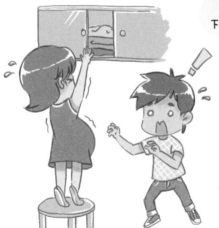

老婆，危险！快下来，我帮你拿！

禁止做危险性大的动作，如追赶、拥挤、登高等；严禁性生活，防止胎膜早破或早产。

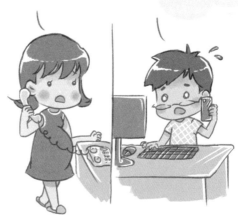

避免独自长时间外出，如果外出一定要有人陪伴，不得已独自外出时，需要告知家人，如留纸条或打电话通知家人，以防突然临产。

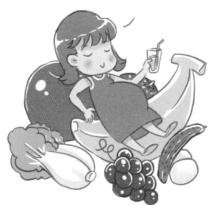

要保证营养、睡眠和休息。饮食要营养、低盐，多食牛奶、鸡蛋、鸡汤、水果、蔬菜等，要保持充足的睡眠，积累体力，以利于分娩。

清点入院所需物品是否齐全，妥善安排分娩后回家所需用具，把出院时自己和宝宝所需物品放在显眼位置，以便家人寻找。

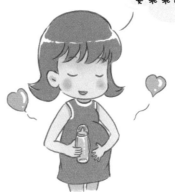

为分娩储备好能量

怎么会？！这是为你量身打造的孕妇餐哦！

吃这么多，体重会不会超标啊？

 孕晚期胎儿生长得更快，胎儿体内需要贮存的营养素增多，孕妇需要的营养素也达到最高峰，再加上孕妇需要为分娩储备能量，所以孕晚期的营养贮存对准妈妈来说显得尤为重要，应该在膳食方面做相应调整。

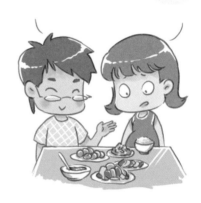

老婆，咱一次少吃点，顶多，我不和你抢！

哼，你好意思和宝宝抢！

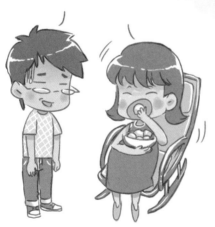

 饮食要以量少、丰富、多样为主，一般采取少食多餐的方式进餐，要适当控制进食的量，特别是高蛋白质、高脂肪食物，如果此时不加限制，过多地吃这类食品，会使胎儿生长过快，给分娩带来一定困难。

饮食宜清淡些，少吃过咸的食物，每天饮食中的盐量应控制在 6 克以下，不宜大量饮水。

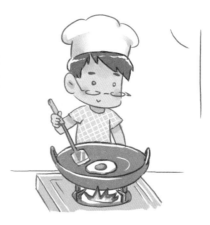

一点点，就一点点。

不能偷偷吃哦，乖，交出来！

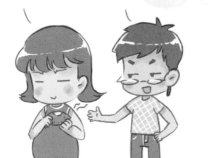

孕妇应选体积小、营养价值高的食物，如动物性食品，避免吃体积大、营养价值低的食物，如土豆、红薯，以减轻胃部的胀满感。

全归我啦，哈哈哈……来，继续剥！

我最爱吃的核桃！

血液中锌含量充足可促进子宫收缩。所以，保证锌的充分摄入很关键，应多食肉、蛋、鱼、核桃、花生等含锌量丰富的食物。

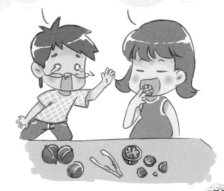

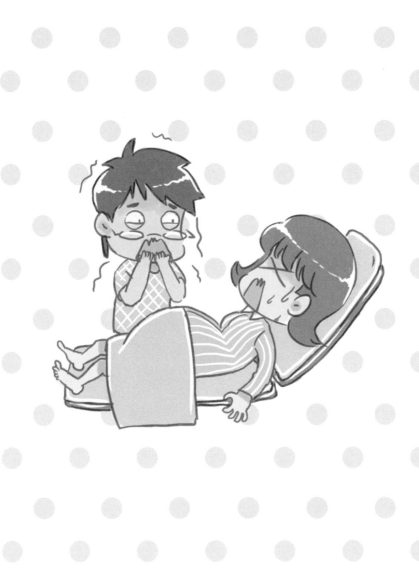

Chapter 10

孕 10 月，宝宝终于要出生了

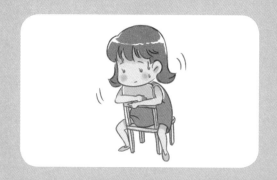

"宝宝拼图"的最后一块即将完成，
现在我随时都有可能和宝宝正式见面了。
我知道同时等待我的，
还有分娩的疼痛和生产时的慌乱，
不过我早已做好了准备。
从宝宝出生那一刻起，
我的生命将变得不再一样！

需要每周做1次产检了

孕10月时，产检频率增加到每周一次，但是每次检查的内容没有明显的变化，如：测量体重、宫高、腹围、心率、血压、胎心率，定期测量血常规、尿常规等项目。不同的是，要开始做胎心监护了。

第十次产检

【检查时间】怀孕37周，怀孕10个月，孕晚期。

【产检项目】血压、体重、宫高、腹围、胎心率、胎位、宫颈检查(Bishop评分)、血常规、尿常规、胎心监护、胎位检查。

【温馨提示】孕晚期产检，除了胎心监护外，医生还会对你进行胎位检查，确认胎位以确定准妈妈是自然分娩还是手术助产。

第十一次产检

【检查时间】怀孕38周，怀孕10个月，孕晚期。

【产检项目】血压、体重、宫高、腹围、胎心率、胎位、血常规、尿常规、宫颈检查（Bishop评分）、胎心监护。

【温馨提示】这次产检，准妈妈除了进行常规的产检项目和胎心监护外，医生会帮准妈妈检查骨盆等综合情况，以决定分娩方式。

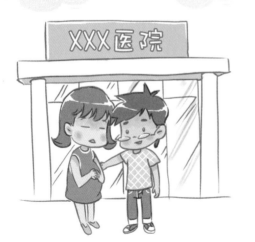

现在产检好频繁啊！

没事儿，有我陪你！

XXX医院

第十二次产检

【检查时间】：怀孕 39 周，怀孕 10 个月，孕晚期。

【产检项目】：血压、体重、宫高、腹围、胎心率、胎位、宫颈检查（Bishop 评分）、血常规、尿常规、胎心监护。

【温馨提示】：差不多到预产期了，此阶段的产检仍是以常规检查和胎心监护为主。不过，最重要的还是准妈妈养成每天自行监测胎动的习惯。

第十三次产检

【检查时间】：怀孕 40 周，怀孕 10 个月，孕晚期。

【产检项目】：血压、体重、宫高、腹围、胎心率、胎位、宫颈检查（Bishop 评分）、血常规、尿常规、胎心监护。

【温馨提示】：到了预产期，这时候的产检除了一些常规检查之外，最重要的就是胎心监护，保证胎儿和准妈妈的安全。

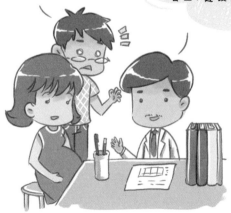

要留心临产征兆

进入预产期，预示着宝宝随时可能出生。相信每个准妈妈的心情都会有些紧张，不知道宝宝究竟会什么时候到来。其实你的宝宝很懂事，当宝宝快要出生时，会给你一些暗示，提醒你就要和宝宝见面了，这些暗示就是临产征兆。

规律性的宫缩是临产最重要的标志。规律性的宫缩发生后，使得宫颈口持续不断地开大，预示着即将分娩。

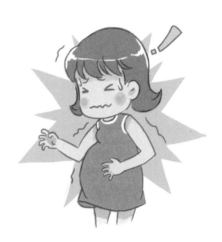

宫缩的特征

★子宫的收缩有规律，逐渐加强。宫缩初期大概间隔10分钟一次，且较轻微。

★宫缩强度逐渐加深，宫缩频率加快，每隔3～5分钟一次、每次宫缩持续时间变长，可持续50～60秒。

★大部分出现在腹部下方，也会扩散到背部下方。

★宫缩会引起腹痛，腹痛一阵紧似一阵，就预示着快临产了。宫缩从不舒服的压力到紧绷、拉扯样痛。

★有少数孕妇会出现腰酸症状。

★宫缩发生时通常情况下会见红。

妊娠期间，会有黏稠带血迹的黏液栓子封堵住子宫颈。当分娩临近，子宫收缩增强，宝宝的头开始下坠入盆，胎膜和子宫壁逐渐分离摩擦就会引起血管破裂而出血，黏液栓脱落和这些血液一起排出，就是人们俗称的"见红"。

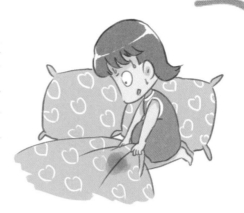

临近分娩，包绕在胎儿周围的羊膜囊破裂而使囊内的羊水从阴道流出，就是人们俗称的"破水"。

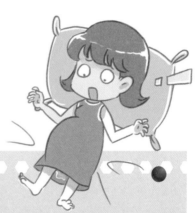

"见红"的特征
★见红的颜色一般为茶褐色、粉红色、鲜红色。
★出血量一般比月经的出血量少。
★混合黏液流出，质地黏稠。
★见红大多在分娩临近，阵痛发生前 24 小时出现。
破水的特征
★流出的羊水无色透明，可能含有胎脂等漂浮物。
★感觉热的液体从阴道流出。
★孕妇无意识，不能像控制尿液一样控制羊水流出。
★破水具有持续性。

准妈妈入院待产包全清单

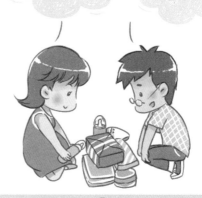

预产期越来越近，我和老公也在为临产做准备了。为了避免迎接分娩的事情让我太过劳累，老公发扬了模范丈夫的优良品质，尽可能地替我分忧解难，准备待产包就是其中一个体现。

待产包全清单

★现金：办住院手续时需要用的钱款。

★证件：包括夫妻双方的身份证、户口本，准妈妈的产检手册、病历本、社保卡等。

★卫生巾：日用、夜用多准备几包，要勤更换。

★衣物：包括2～3套睡衣，方便更换；拖鞋1双；舒适的帽子1顶；防止乳汁渗漏的乳垫2副；哺乳胸罩2个；一次性纸内裤1包。

★洗漱用品：包括牙刷、牙膏、毛巾、脸盆等。毛巾至少3条，洗脸、擦身、洗下身各一条；脸盆至少2个，洗脸、擦身各1个。

★日用品：包括饮水杯、饭盒、吸管等。

★食物：待产有时是漫长的，要准备些食物补充能量，可准备巧克力、果汁。

★宝宝用品：新生儿打底衣2～3套，包被2套，袜子2～3双，婴儿帽1顶；婴儿纸尿裤30～40片，婴儿湿巾1包，浴巾和小毛巾各2条，纱布手绢10条，隔尿垫1条。

★哺乳用品：包括吸奶器、奶瓶、奶粉、奶嘴、奶瓶刷、奶瓶消毒锅、消毒钳、宝宝专用电水壶。

从宫缩判别真假临产

很多准妈咪在第一胎的时候，都会把真假宫缩给混淆了。其实真假宫缩最大的区别在于会不会有疼痛感。

在准妈咪分娩前 1 个月，子宫肌肉较敏感，时不时会出现不规则子宫收缩，持续时间较短，力量弱，或只限于子宫下部。这一症状持续数小时后停止，这种宫缩并不能够使子宫颈口张开，也不会造成胎儿的分娩，所以称为假宫缩。假宫缩无规律性，无周期性，也不会有疼痛感。

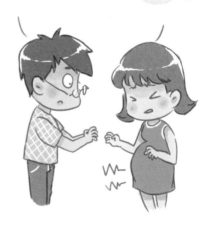

这回是真的吗？

老公，又宫缩了！

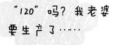

"120"吗？我老婆要生产了……

疼，老公，快送我去医院！

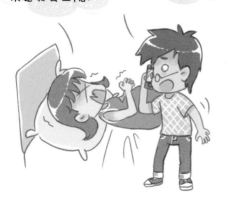

真正的分娩来临，子宫收缩是有规律性的。真宫缩的疼痛如浪潮一般，一阵一阵向下腹扩散，或有腰酸伴排便感，这种宫缩是为宝宝出生做准备的。当然，这个时候准妈咪只要和医生配合好，利用呼吸操配合宫缩，就能顺利分娩。

如何避免产前焦虑

最近老是想太多……医生告诉我这是因为体内的激素水平显著变化，造成大脑调节情绪的神经传导出现变化，从而导致孕妇自身情绪调节减弱，进而影响孕妇情绪。

会不会大出血啊？
会不会麻醉过敏啊？

"卸货"后身材走样严重，怎么办？老公会不会有了孩子忘了老婆啊？

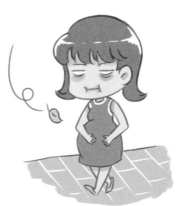

避免产前焦虑的方法

★纠正对生产的不正确认识。生育能力是准妈妈与生俱来的能力，生产也是正常的生理现象。

★学习有关知识，增加对自身的了解，增强生育健康胎儿的自信心。

★有产前并发症的准妈妈也不要担心，要与医生保持密切联系，积极治疗，保持良好情绪。

★临产前做一些有利于健康的活动，如绘画、散步等，不要闭门在家，整日胡思乱想。

分娩到底有多痛

　　生产痛一直是让女人们甘愿选择剖宫产的一个重要原因。从很多经历过自然分娩的女人的经验来看，每个人对产痛的描述都不太一样。但几乎所有的人都说生产痛只是一种巨大的不适，与想象中那种被利器划破皮肤的"切肤之痛"完全不同。

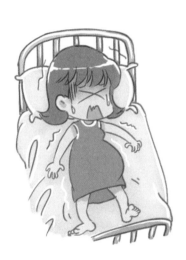

　　产前阵痛就是胎儿分娩前，子宫收缩所产生的疼痛。当胎儿发育完成，孕期即将结束，子宫会开始收缩，让胎儿缓缓从子宫颈下降，借由不断地收缩紧绷，推动胎儿娩出。最开始是轻度的宫缩不适，犹如经期子宫痉挛一般。

等等，我再试一试！

这么久了，还不行，看来要会阴侧切。

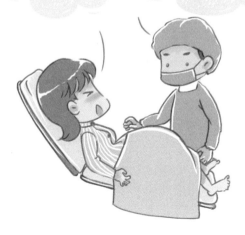

　　除了宫缩，胎儿对盆腔组织的压迫以及会阴的扩张是引起疼痛的主要原因，疼痛集中在阴道、直肠和会阴部。如果需要侧切，侧切也会给孕妇带来一定的疼痛感。

183

阵痛来时可以适当活动

老婆，医生说现在动一动可以缓解阵痛！

疼~疼~疼~

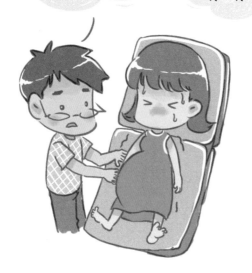

长时间地躺在产床上，并不是最合理的分娩姿势。在分娩的时候如果能够有适当的活动和体位的变换，不但能够减轻妈妈的疼痛，还能够加速产程。

像骑马一样坐在椅子上，两腿分开，双手抱住靠背，低头。如果医院有能摇晃的椅子，前后摇动，可以缓解疼痛。准爸爸此时可以轻抚准妈妈的背部，舒缓准妈妈紧张的情绪。

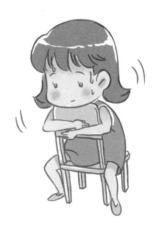

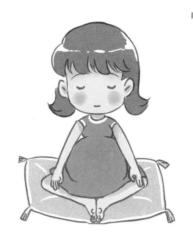

　　两脚相对，双手放在膝盖上，不光可以缓解阵痛，还可以打开骨盆关节，使胎儿顺利产下。

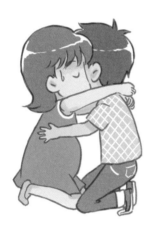

　　让老公抱住自己。坐在自己的脚上，双手抱住老公的脖子。这样可以在舒缓阵痛的时候放松心情。

　　在阵痛间隙，准妈妈可以在准爸爸的搀扶下下床走动。借助站立的重力作用和运动，帮助胎儿的头部进入骨盆，加速产程，减少阵痛时间。

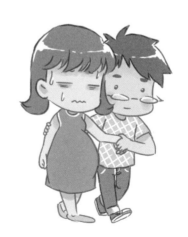

老公到底要不要进产房

让准爸爸陪产，是大部分西方国家医院都选择的一种人性化服务方式。国内目前也有很多医院的产科病房提倡准爸爸们陪产，让丈夫们了解妻子生产的不易，从而加深夫妻感情。这样，不仅使妻子在生产时减少恐惧感和压力，利于顺产，还可以满足新爸爸见证宝宝出生的心愿。

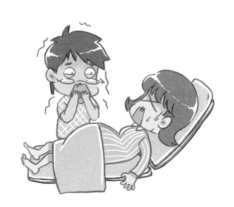

但是，在性学家和性治疗师眼中，让丈夫见证宝宝出世的场面虽然温馨，却可能埋下夫妻性生活失谐的"隐患"。并且，产房里是不欢迎晕血、心理素质差的准爸爸的。

能让让吗？我要开始了。

老婆加油！加油，加油！

老公，你还是出去等着吧。

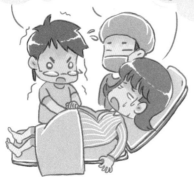

如果准爸爸意志坚定、有担当，可以陪着准妈妈度过产程。但只需要陪在准妈妈床头，安抚准妈妈，给准妈妈加油打气，不能在产房内随意走动，以免影响医生。

分娩当天怎么吃

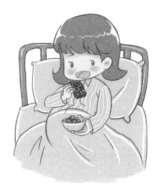

分娩相当于一次重体力劳动，能量消耗大，准妈妈一定要有足够的能量供应才行。如果准妈妈营养摄入不足，会影响宫缩，使产程进展缓慢，甚至造成难产，还可能因体力消耗出现酸中毒，造成胎儿宫内窘迫。

临近分娩，准妈妈能量消耗增加，但是由于宫缩的影响，食欲缺乏，所以宜摄取易消化、高热量、少脂肪、富含糖类的流质或半流质饮食。如稀饭、面条等可以增强体力。另外，要摄入足够的水分。

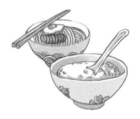

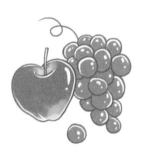

待产时，由于阵痛频发，体力消耗大。这时准妈妈可以吃一些水分多、含糖量高的水果，如苹果、葡萄等，一方面可以补充水分，另一方面可以摄入糖分补充能量。

待产期间，很多营养学家和医生都推崇食用巧克力补充能量，认为它可以充当"助产大力士"，并将它誉为"分娩佳食"。因此，让产妇在临产前适当吃些巧克力，对产妇是十分有益的。

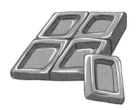

掌握分娩技巧，事半功倍

为了使胎儿顺利降生，医生要在分娩过程中采取一系列的措施，这些措施必须得到产妇的密切配合。生产前，美女护士专门告知我分娩的技巧，使我能更好地在生产时配合医生，让生产更加顺利。

在第一产程时，不要过早地用力，思想放松，适当活动。另外，利用宫缩间歇补充营养和水分，为分娩蓄力。

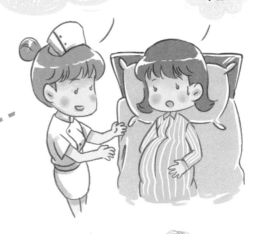

进入第二产程，宫口全开，当宫缩来临时，产妇长长地吸一口气，憋在胸腔内，憋不住时，再紧闭双唇，像排便一样，用长劲往下屏气。

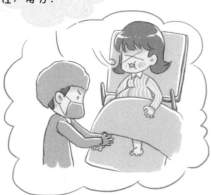

现在要按着我
的指示来用力。

嗯，1——2——3！

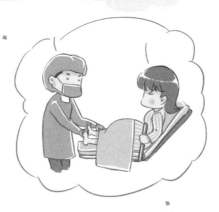

然后拉着把手用力往头的方
向拉，双脚往反方向蹬，下巴扣
着胸，弓着背，吸气的同时努力
往肛门处用力,每次用力憋住8秒，
然后呼气，随着阵痛循环。

好啦，暂停用力！

呼——

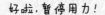

宫缩间隙，准妈妈要抓
紧时间休息、放松，准备下
次用力。当胎头即将娩出时，
不要再用力下屏，避免造成
会阴严重撕裂。

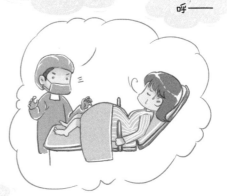

你先休息一下！

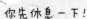

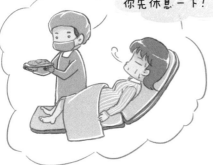

第三产程中，胎盘以及包绕
胎儿的胎膜与子宫分开，随着子
宫收缩而排出体外。胎盘娩出时，
只需要接生的医生稍微加压即可。

我的分娩历程

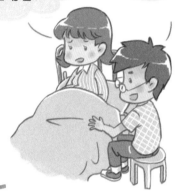

老婆，医生说了你的生产条件很好！不用担心！

嗯，我争取早点和宝宝见面！

预产期前2天，我因为频繁地宫缩进入分娩历程。第一产程比较漫长，医生会隔一会儿过来查看一下我的情况。由于已经了解了分娩的全过程，所以我并没有预想的那么紧张。

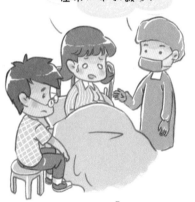

开了差不多4厘米，羊水破了！

当宫口开到4厘米的时候，我感觉到下体一股暖流袭来，羊水破了。医生来做胎心监护了，嘱咐我要一直监测。

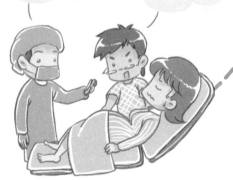

准备接生了！先生请出去！

老婆！加油！我就在外面等你！

进入到第二产程，我被送入产房。

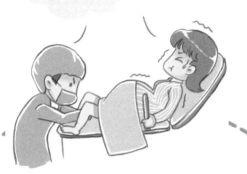

我尽全力地配合医生，在宫缩间歇休息，宫缩来临时像排便一样地用力！用力！再用力！

是一个女宝宝哦！

我的小公主！

几个回合下来，随着产房响起宝宝嘹亮的哭声，第二产程结束。宝宝终于出来了，此时我已经筋疲力尽！

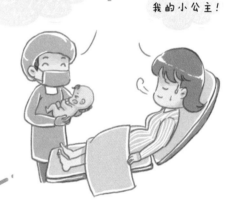

趁着医生对宝宝进行出生基本检查、清理、整理脐带的间隙，我赶紧在一旁稍加休息，准备迎接第三产程的来临。

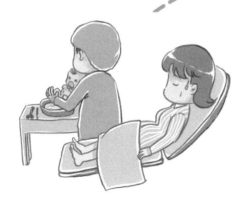

5手绘孕妈咪笔记：我的幸福大肚生活

接下来，我们还需要等待胎盘娩出，然后缝针！

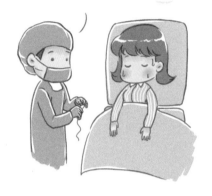

清理好的宝宝被护士抱到外间给孩子她爸，我留在产房进行第三产程的奋斗。胎盘娩出后，医生建议在缝针时不用麻药，我虽然感觉到了疼痛，但还是坚持在没用麻药的情况下完成了缝合。然后留观2小时。

从产房出来，我被送回了病房，在充满喜悦的氛围中，全家团聚了！

孩子我们来带，你好好休息！

老婆，辛苦了！

闺女，饿不饿？

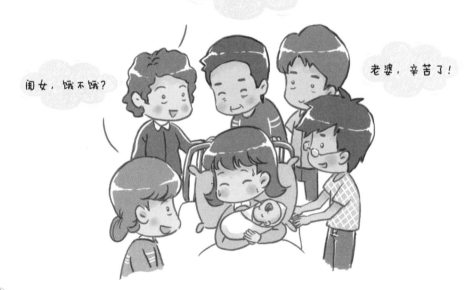

192